I0046793

T_c $\frac{6}{7}$

$T. 2000.$

EXAMEN ANALYTIQUE

DE

LA TOPOGRAPHIE

ET

DE LA CONSTITUTION MÉDICALE

DE L'ARRONDISSEMENT DE VIRE,

DÉPARTEMENT DU CALVADOS,

Par Michel ASSELIN,

Docteur en Médecine, Membre de la Société de Médecine
de Caen, Associé-correspondant de celle d'Evreux.

*Mutationes autem accidunt aëri, maximè in locis
situ inæqualibus ac depressis; minus iis patent
loca plana, minimè omnium edita.*

AVICENNE.

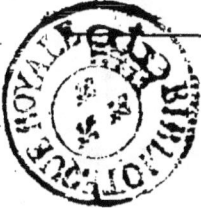

SE TROUVE:

A CAEN, chez F. POISSON, Imprimeur-Libraire;
A VIRE, chez ADAM, Imprimeur du Roi.

1819.

DE L'IMPRIMERIE DE F. POISSON,

RUE FROIDE, A CAEN.

AVANT PROPOS.

La confiance dont mes concitoyens m'ont honoré pendant vingt ans, les regrets pénibles et consolans tout à-la-fois, qu'ils ont bien voulu manifester à mon départ, m'imposaient des obligations.

J'ai dû tenter le moyen de justifier des témoignages si précieux de bienveillance et d'estime.

Une Topographie Médicale manquait à mon pays natal. L'étude particulière et approfondie que j'avais faite du climat, de la constitution physique et morale des habitans, la connaissance des maladies endémiques acquise pendant une pratique longue et étendue, m'ont mis à portée d'en écrire l'histoire.

Je l'offre à mes compatriotes, au moins, comme un tribut de mon zèle et de ma reconnaissance.

Ce travail a prolongé pour moi des illusions toujours chères ; s'il pouvait encore être utile à mon pays , j'aurais atteint mon but, *nisi est utile quod facimus , stulta est gloria !*

EXAMEN ANALYTIQUE

DE

LA TOPOGRAPHIE,

ET

DE LA CONSTITUTION MÉDICALE.

L'ARRONDISSEMENT de Vire, le sixième du département du Calvados, fait partie du pays connu sous le nom de *Bocage*, dans la Basse-Normandie.

Il est divisé en six cantons: Aunay, Condé-sur-Noireau et Vassy, depuis le nord-est jusqu'au sud-est; St-Sever et le Bény, du sud-ouest au nord-est. Enfin, le canton de Vire, au sud.

La subdivision de ce terrain a été faite en quatre-vingt-dix-huit communes.

La ville de Vire sur la rivière de même nom, en est le chef-lieu. Elle est située entre le 16°. et 17°. degré de longitude, et entre le 48°. et 49°. degré de latitude septentrionale.

La forme de cet arrondissement est un ovale irrégulier, dont le point central est à-peu-près

le Bény. Son grand diamètre est de cinq myriamètres et s'étend depuis Trutemer au sud,
jusqu'à Cahagnes au nord : son petit diamètre
a quatre myriamètres et peut être pris de Condé
à l'est, au Pont-Farcy à l'ouest.

« Sa surface est de 172,726 arpens, dont 116,052
en terres labourables et prairies ; 18,750 arpens en plans, maisons et jardins ; 10,300 en
taillis et futaie ; 24,000 en landes et bruyères ;
3624 en routes et eaux. (1) »

Son territoire est borné au nord-ouest, dans
une petite portion, par l'arrondissement de
Bayeux ; au nord, par celui de Caen ; à l'est,
par celui de Falaise. Une pointe de l'arrondissement de Domfront, département de l'Orne,
s'avance entre ses terres à l'est-sud ; puis envi-
ronné dans ses autres parties par le département de la Manche, vers le midi, il présente
face à l'arrondissement de Mortain ; au sud-
ouest, une langue de terre s'enfonce dans l'arrondissement d'Avranches, et à l'ouest il jouxte
celui de St-Lo.

Pour avoir une idée juste de l'aspect du sol,
il faut se figurer un vaste bassin de terrain inégal,
coupé en tous sens par une infinité de montagnes ou monticules, ayant une pente à l'ouest

---

(1) Extrait de l'Annuaire du Calvados, année 1805.

et au nord vers le canal de la Manche, dont la ville de Vire n'est éloignée que de six myriamètres, et presque entouré au loin d'une chaîne de collines plus élevées, les unes rocailleuses ou nues, ou couvertes de bruyères; les autres cultivées et offrant diverses trouées.

La ville de Vire, placée sur la crète et à l'extrémité ouest d'un monticule qui descend du levant, voit, au nord, le terrain s'élever de sa base par une gradation irrégulière, souvent troublée, mais toujours sensible jusqu'aux montagnes qui, à la distance de trois à quatre myriamètres, forment à quelques exceptions près, les limites septentrionales de l'arrondissement de Vire.

Au midi, la distance des coteaux n'est souvent que d'un à deux myriamètres, et offre en conséquence un amphithéâtre plus rapproché et plus rapide.

Au couchant, l'arrondissement manque de ces remparts naturels, dans son tiers ouest-sud, depuis la fin des bruyères de St-Vigor-des-Monts, jusqu'à l'extrémité de la chaîne des montagnes, dont la pointe sert de fondement à la ville d'Avranches.

A l'est, les bords escarpés et montueux de la rivière d'Orne, forment à-peu-près les limites, et de ce point de départ le sol offre un plan incliné, peu rapide, interrompu par mille et mille inégalités, qui comprend dans sa progression descendante Condé sur le Noireau, Vire sur la Vire, et se continue graduellement jusqu'à la mer.

Le plan que je viens de tracer serait inexact pour un cadastre géométrique, parce que quelques communes de l'arrondissement se trouvent hors du bassin et au-delà des bruyères montueuses qui l'entourent, surtout au nord, tandis que des trois autres côtés, une assez grande étendue de terrain appartenant aux arrondissemens voisins, se trouve en-deçà et conséquemment compris dans mon tableau; mais la distribution que j'ai adoptée me semble propre à fixer en général la température du pays et mieux convenir à une Topographie médicale.

DE LA NATURE DU SOL.

La série des coteaux escarpés à l'est, qui suivent le cours de l'Orne, depuis les environs de Pont-d'Ouilly jusqu'à Harcourt, offre à nu ou recouvert d'une légère couche de terre, des rocs schisteux dont la sorte, la dureté et la couleur varient à l'infini.

La pierre est plus profondément située dans la chaîne plus élevée des collines septentrionales.

presque partout incultes, qui traversent Hamars , Campandré , le Plessis - Grimoult , Onde-Fontaine , Mesnil-Ozouf, Jurques , Brémoi et Caumont. Le terrain superficiel est rocailleux. Les pierres sont un composé variable de terre siliceuse et argilleuse ; souvent c'est un grès schisteux ; quelque points , seulement , de la bruyère du Plessis , donnent une pierre à chaux fort dure , mêlée d'argile , où l'on voit les derniers linéamens du terrain calcaire qui domine dans les arrondissemens de Falaise et Caen.

A l'ouest , les bruyères montueuses de Mont-Bertrand , Bure , St-Martin-Don , offrent çà et là des blocs épars de roches quartzeuses , blanches, dures et non susceptibles d'être taillées. La bruyère de St-Vigor présente sur sa crête le même quartz pur , mais brisé , et plus profondément des carrières d'une pierre secondaire , grisâtre , dure , formée en proportions diverses de terres argilleuses , siliceuses et parsemées de gros débris de quartz. Elle est propre à la menue maçonnerie.

Au sud , le sol des collines est une aggrégation de sable jaune à gros grain , et d'une moindre quantité d'argile ; c'est de ce côté qu'on rencontre la meilleure pierre à bâtir , aussi docile au marteau que propre à faire corps avec le mortier. On la trouve plus ou moins profondément dans des bancs sabloneux , tantôt par lits distincts et facile à extraire, tantôt en masse informe. Sa dureté varie suivant la finesse du grain de sable et la quantité d'argile qui entre dans sa composition.

Dans l'intérieur , mêmes Phénomènes. Partout le genre des pierres suit la nature des terres élémentaires du sol ; et les variétés multipliées d'une même classe, dans la même terre, ne peuvent-elles pas être comparées aux nuances diverses que le règne végétal et le règne animal offrent , chacun, dans les êtres organisés de nature identique ? Ici, l'œil observateur du naturaliste peut suivre les changemens que l'âge d'accroissement et de dépérissement ou tout autre cas imprévu, apportent dans les formes ; tandis que les opérations lentes du règne minéral , sont couvertes du voile presque toujours impénétrable de l'immensité des siècles.

Le vaste et riche terrain qui, du bas de la ville de Vire, au nord, s'étend vers les hautes collines septentrionales, et est incliné au midi , est presque partout à base d'argile , et ses pierres sont toutes schisteuses. La commune de Neuville offrait à un quart de myriamètre de la ville, des carrières d'ardoise, aujourd'hui abandonnées , parce que la pierre n'était pas susceptible d'être divisée en lames assez minces.

Dans cette partie, la nature du sol ne diffère que sur quelques buttes sans culture, telles les bruyères de Mont-Chauvet, du Bény et de St-Jean-Leblanc.

La terre siliceuse y est constamment en excès, à cause du lavage continuel de l'argile entraînée par les eaux pluviales dans les bas-fonds; et la présence fréquente sur les hauteurs d'un grès schisteux diversement nuancé, n'est due qu'à l'écoulement rapide des eaux, qui laisse à sec les élémens lithiques et favorise leur aggrégation, à laquelle s'oppose au contraire le séjour constant de l'humidité dans les excavations.

Cette remarque trouve encore son application dans les terres, au couchant de l'arrondissement. J'ai dit que le sol avait une pente naturelle vers le canal de la Manche; j'ajouterai encore que sa portion ouest-nord est horriblement inégale, montueuse et coupée. Aussi un sable fin est-il la partie dominante dans la terre de cette contrée et l'argile plus ou moins pure ne se trouve-t-elle que dans ses vallons multipliés. De ce côté, le quartz est la pierre la plus commune, et je dois citer de préférence la variété que l'on rencontre à chaque pas dans la commune de Ste.-Marie-Laumont. Ce quartz est d'un blanc parfait, de la plus grande dureté, sans forme régulière, répandu çà et là en blocs considérables, détachés probablement du rocher, dit *Fout-Friloux*, ou de la montagne la plus élevée de l'arrondissement, située sur les bords de la Vire, près le pont de Campeaux. On la nomme *Gros-Mont*, et elle est remarquable par la nature de sa formation toute quartzeuse et disposée par couches. En remontant vers le sud-ouest, la proportion d'argile diminue encore dans les terres, et bientôt au-dessous d'une légère couche végétale, on n'aperçoit plus que des masses de sable jaune à gros grain, dont l'aggrégation avec un peu d'argile et quelques grains de mica, constitue le moëllon du pays dont j'ai déjà parlé. Entre deux collines de cette nature, au sud de la commune de St-Martin-de-Talvende, non loin des moulins de Canvi, dans un ravin médiocrement profond, on extrait une terre grasse, de couleur gris-bleu, pésante, employée avec succès pour le foulage des draps, et que les géologues rangent dans la classe des schistes décomposés.

C'est aussi dans cette contrée qu'on voit ce beau granit, (dit de Cherbourg) tantôt par blocs énormes détachés et hors de terre, d'autrefois en carrières inépuisables et plus ou moins superficielles.

Ces masses de rochers que j'appellerais primitifs, si à des profondeurs considérables on

n'apercevait l'incorporation distincte de quelques
plaques de grès schisteux, varient en couleur,
dureté, et altérabilité à l'eau et au feu.

Le granit verdâtre ou bleuâtre, résiste trop
à la pointe du marteau, saute en éclats, n'admet qu'un uni aussi difficile qu'imparfait, et
l'aggrégation forte de ses principes, occasionne
sa cassure à une forte chaleur. Le jaunâtre, de
formation ultérieure, a excès d'argile, dont les
principes, si j'ose m'exprimer ainsi, sont mal
assimilés, est trop mou, se réduit facilement en
sable, n'offre ni la beauté ni la solidité du premier, mais supporte des degrés forts de chaleur. Entre ces deux extrêmes, le granit grisâtre qu'on trouve principalement dans les bois
de la commune du Gast, réunit, au brillant près,
tous les avantages des deux premiers sans en
avoir les inconvéniens ; aussi est-il généralement
préféré et des habitans et des étrangers, qui en
exportent des masses énormes pour la Suède,
où il sert à la fonte du cuivre.

Toutes les terres et pierres au sud de la ville
de Vire ne diffèrent en rien de ces dernières,
et la colline qui lui sert de fondement offre
cette particularité remarquable, qu'elle a pour
base au nord un schiste tendre qui se décompose à l'air et à l'eau ; au midi, un granit de
diverses nuances : en sorte qu'elle sert de ligne

de démarcation caractéristique entre les classes des terres et des pierres de l'arrondissement, je dirai plus, entre les qualités des végétaux et des animaux. Cette ligne prolongée à l'est et à l'ouest de la ville, dans la direction à-peu-près de la route de Condé et de celle de Villedieu, offre les mêmes phénomènes au sud et au nord.

A l'est sud, on peut appliquer tout ce qui a été dit sur les pierres et terres du sud. A l'est-nord, l'argile et les schistes de la partie nord règnent sans mélange. Toutefois, je ne dois pas omettre de citer une variété qu'on trouve de ce côté, à quelques toises des limites.

Au village de la Servicière, commune de Campandré, le chemin vicinal d'Harcourt au Plessis traverse un banc de terre noire, tenace, gluante, perdant promptement son humidité et sa mollesse à l'air, acquérant au feu une grande dureté en même-temps qu'elle prend une couleur rouge-jaunâtre, et qu'elle dégage de l'ammoniaque. La partie argilleuse l'emporte sur la silice, avec laquelle elle est amalgamée.

Les habitans s'en servent pour former une peinture noire, elle pourrait encore servir de crayon au moyen de quelques préparations; mais je pense qu'elle serait, sur-tout, d'un usage avantageux pour fabriquer des creusets.

De ces détails, il résulte donc qu'on voit au

centre de la ville de Vire , un des points de
contact du schiste et du granit , de l'argile et
du terrain sabloneux ; tandis que les montagnes
qui bordent l'arrondissement à l'est , au nord et
à l'ouest-nord , sont la ligne de séparation entre
le sol schisteux et le sol calcaire.

A la base excentrique de ces digues du Bocage , aussi vieilles que le monde , s'arrêtent
les témoins irrécusables de la formation postérieure des terrains moins élevés qui l'avoisinent.
Dans les arrondissemens de Falaise et Caen ,
on rencontre des galets roulés et à la surface du
sol et à des distances considérables de la superficie. Leurs carrières calcaires abondent en débris marins ; divers polypiers et un crocodile
fossiles ont été trouvés récemment à Allema-
gne près Caen. Aux environs de Bayeux , dans
la mine de charbon de Litry , on a retiré à
deux cents pieds de profondeur, des troncs d'arbres pétrifiés ; des bancs de galets roulés ont
arrêté des travaux à sept cents pieds de profondeur. Les marbres des environs de Coutan-
ces sont nuancés à l'infini de diverses coquil-
les et éponges fossiles. Que ces phénomènes qui
effrayent l'imagination, soient dus à des atté-
rissemens successifs , ou au grand désastre, dont
l'écriture sacrée nous a conservé le souvenir ,
la question appartient à la géologie. Mon de-

voir était d'établir qu'on n'en rencontre aucune trace dans l'arrondissement de Vire.

MINÉRAUX.

Le fer est le seul minéral natif. Sa présence est fréquente, si on en juge par les eaux ferrugineuses qu'on trouve presque partout, mais qui le contiennent en si petite quantité, qu'elles n'en reçoivent qu'une efficacité bien médiocre.

Dans la commune de Danvou, canton d'Aunay, il existait une grosse forge qu'on a exploitée pendant quelques années et qui a été abandonnée en l'an 1802. Le minerai avait d'abord été extrait des buttes de Brémoi, puis on en trouva un filon plus voisin dans la bruyère du Plessis, qui a constamment fourni et qui paraît assez riche. Sa gangue est une pierre schisteuse qui se retrouve souvent le long de la chaîne des collines, depuis Harcourt jusqu'à Caumont.

DES EAUX.

L'eau est très-abondante; chaque habitant la trouve, pour ainsi-dire, à sa porte, soit en creusant le sol à une médiocre profondeur, soit en la puisant à un de ces innombrables ruisseaux qui descendent de toutes les buttes voisines

sines et dont le cours sans cesse entravé par l'i-
négalité du terrain, en multiplie et les surfaces
et les usages.

Plusieurs rivières également sinueuses, résultent de la réunion de ces ruisseaux, et donnent au Bocage l'aspect le plus séduisant. Les
principales sont le Noireau et la Vire. L'une et
l'autre ont leur source au pied de la butte Brim-
bal, réputée la plus haute de la contrée et sise
commune de St-Sauveur de Chaulieu, département de la Manche, à trois lieues au sud de
la ville de Vire.

La première prend sa direction à l'est, reçoit
dans son cours une infinité de ruisseaux, passe
par Condé et se jette bientôt dans l'Orne au
Pont-d'Ouilly.

La seconde coule à l'ouest, arrose toute cette
portion de l'arrondissement, et en reçoit les
ruisseaux et rivières; elle passe par la ville de
Vire, serpente autour du sud à l'ouest, fait
mouvoir ses nombreuses usines et mécaniques,
sort de son arrondissement vers le Pont-Farcy,
et après avoir parcouru le canton de St-Lo,
elle rentre dans le département du Calvados vers
son extrême frontière ouest, pour trouver son
embouchure dans le canal de la Manche aux
Veys.

Le pays n'a point de grandes masses d'eau

stagnante. Chaque commune a bien plusieurs étangs, mais tous alimentés et traversés par une petite rivière. Les plus considérables sont ceux de Chêne-Dolé et le vivier des Brousses à Trutemer. Pendant les hivers pluvieux, après les orages, le débordement des nombreux courants d'eau submerge les bas-fonds, offre l'aspect de divers lacs et n'est pas sans danger, comme je le prouverai plus tard, lorsqu'au début du printemps des chaleurs précoces se sont fait sentir au moment de la rentrée des eaux dans leur lit.

Dans l'arrondissement, ce fluide est-il salubre ? La question est déjà résolue par l'examen que j'ai fait du sol, de ses terres et de ses pierres : partout argile ou sable ; donc l'eau ne peut être troublée que par la première de ses terres qu'on y trouve en suspension après les fortes pluies, et qui se précipite facilement.

Les eaux coulent avec plus ou moins de rapidité sur un terrain siliceux, ou bien proviennent de sources, et sont reçues dans des fontaines ouvertes ; donc elles contiennent de l'air atmosphérique en dissolution. Aussi sont-elles sans odeur, agréables au goût, dissolvent-elles le savon avec la plus grande facilité, et les légumes secs y cuisent promptement.

Mais ces dons de la nature sont souvent al-

térés par la main de l'homme. C'est ainsi que
le rouissage du chanvre, abondant dans le pays,
corrompt dans chaque commune une vingtaine
de sources, ou pis encore, contre les ordon-
nances de police, les ruisseaux publics.

Les eaux de la Vire, si salubres depuis sa
source, où elles coulent sur un terrain siliceux,
cessent d'être potables dans la ville, et un peu
au-delà de ses murs. Aux élémens de corruption communs à toutes les villes, lessives,
égouts, latrines, etc., ici, les usines propres
au lavage des laines, à la teinture, au foulage
et dégraissage des draps, à la fabrique du papier, ajoutent mille causes d'insalubrité.

Débris de matières végétales et animales quelquefois corrompues, dissolution de sels métalliques dangereux, barrage fréquent de la rivière insuffisante surtout en été, pour faire mouvoir les moulins trop rapprochés les uns des
autres, tout concourt à dénaturer la couleur,
l'odeur et la saveur de ces eaux, dans lesquelles la paresse insouciante vient encore puiser
le germe de la maladie avec d'autant moins
d'excuse, que dans la ville l'administration a
établi, au coin de presque toutes les rues, une
fontaine d'eau de source réunissant toutes les
qualités ; et que hors des murs il n'y a pas

un creux de rocher qui ne laisse découler une eau aussi salubre qu'elle est limpide.

L'art a encore contribué à substituer, à grands frais, de l'eau mauvaise à celle infiniment pure, que la nature offre si abondamment à la surface du sol. J'ai rencontré plusieurs fois et notamment à Vire, des puits creusés dans un roc schisteux et au nord, qui donnent de l'eau, dans laquelle les légumes secs cuisent mal. Ce vice, qu'on ne peut attribuer ni au terrain ni à la pierre de construction, dépend souvent du mortier de chaux employé et pourrait être corrigé en bâtissant à pierre sèche.

Les eaux minérales ferrugineuses sont abondantes; chaque commune vante sa fontaine qui a ses dévots. Mais les miracles qu'elles produisent sont plutôt dus à la distraction et à l'exercice qu'au fer, dont la présence, bien qu'elle y soit effectivement constatée par le nuage noirâtre que procure leur mélange avec la décoction de noix de galle, y est toutefois en trop petite quantité pour compter sur ses effets. Les sources les plus accréditées dans le pays, sont celles de Clinchamps et de la Bassinière dans les monts de Vire : elles sont toutes froides.

DE L'AIR.

Le naturaliste qui eût voulu peindre la formation primitive de l'univers, n'eût pas attendu à décrire l'air après les lieux et les eaux ; mais le médecin Topographe doit oublier la pureté originelle de ce fluide élastique, pour étudier les altérations que la nature du sol a pu y apporter, pour y découvrir la cause des maladies locales et en déduire des règles d'hygiène publique.

La température dans l'arrondissement de Vire est froide, plus humide que froide dans le centre, les pluies y sont abondantes, les variations sont brusques et fréquentes.

Du Froid.

Le froid, suivant l'opinion de la plupart des physiciens modernes, n'est qu'une absence plus ou moins grande de calorique. Tout ce qui soustraira cet élément à l'atmosphère, ou empêchera qu'il n'en soit pénétré, devra donc être réputé cause de son refroidissement.

Ire. *Cause de soustraction de calorique*, l'élévation du terrain. En effet, l'expérience démontre que l'augmentation du froid est d'un degré Réaumur par 90 toises d'élévation perpendiculaire au-dessus du niveau de la mer. Or, cette vérité est le résultat de la série des phénomènes physiques suivans. Plus de hauteur dans le sol ; pression moindre de la colonne d'air atmosphérique, diminution de sa pesanteur absolue, raréfaction plus grande, augmentation de calorique latent ou à l'état de combinaison, diminution de calorique sensible et abaissement de température.

En appliquant ces principes à l'arrondissement de Vire, l'air dans ce pays inégal, montueux et sans cesse coupé, n'aura donc nulle part la même densité, la température variera donc à l'infini; mais on aura la mesure du froid relatif d'après la forte pente du sol vers l'ouest et le nord, son élévation notable au-dessus des terrains voisins, et bien plus encore au-dessus des eaux du canal de la Manche. (1)

*II*ᵉ. *cause de soustraction de calorique*, l'abondance d'eaux à la superficie du sol. L'eau éprouve une évaporation continuelle à la surface du globe; mais ce liquide plus froid, plus dense que le milieu dans lequel nous vivons, ne peut passer à l'état de fluide aëriforme que

_____

(1) L'auteur de l'Annuaire du Calvados, pour l'année 1803, porte la hauteur de la butte de Caumont, à 260 pieds au-dessus du niveau de la mer, et à 180 pieds au-dessus des vallées environnantes.

Les buttes de Jurques et de Brémoy dans l'arrondissement de Vire, voisines de celles de Caumont, sont plus élevées que cette dernière et cependant dominent infiniment moins les terrains adjacens que la butte de Caumont ne domine le sol de Bayeux.

par sa combinaison avec le calorique, et de même qu'un morceau de glace plongé dans un vase d'eau chauffée à 60 degrés, amène par sa fonte, la température à zéro ; le refroidissement de l'atmosphère sera, en raison de la surface des eaux, auxquelles chaque couche d'air qui les touche, abandonne son calorique pour les élever à l'état de vapeur.

Obstacles à la pénétration du calorique. Le soleil est le principe générateur de la matière de la chaleur ; mais elle sera inégalement réfléchie dans le sol coupé que j'ai décrit.

Les rayons solaires ne frapperont que très-obliquement les coteaux penchés vers le septentrion et l'ouest, tandis qu'ils brûleront de leur feux les terrains ou vallons inclinés vers le midi ; leur réverbération sur le même point ne sera pas de longue durée, et au total, la surface échauffée étant moindre que dans une plaine, les couches atmosphériques qui la touchent recevront moins de calorique.

Le Bocage tire son nom des bois qui l'ombragent. Chaque champ est entouré de buissons épais et d'arbres, qui lui donnent au loin l'aspect d'une forêt. Le soleil ne peut pénétrer qu'imparfaitement cette terre ; elle sera donc toujours fraîche en été, moins froide, il est vrai, en hiver, qu'un pays nu et déboisé, mais

constamment humide, et par l'insuffisance de calorique et par la rupture des vents.

Ces dernières considérations ne peuvent s'appliquer à la chaîne des collines qui entourent,
dans ses trois quarts, l'arrondissement de Vire,
non plus qu'aux hautes buttes et montagnes
qui se trouvent dans son enceinte. Ces portions
de terrain ou incultes, ou à-peu-près nues, déjà
plus froides à cause de leur élévation considérable au-dessus du niveau de la mer, sans cesse
battues par les vents dominans contre lesquels
elles n'ont aucun abri, sont si glaciales, surtout
dans leur revers septentrional, que la végétation y est presque éteinte, et qu'elles offrent
encore l'aspect des neiges long-temps après leur
fonte dans les bas-fonds.

ÉTAT HYGROMÉTRIQUE.

L'humidité de l'air que le savant M. Hallé
définit, *la présence sensible de l'eau dans l'air*,
reconnaît deux causes :

L'excès d'eau en état d'évaporation, et la capacité de saturation de l'air, insuffisante.

L'arrondissement de Vire plein de ruisseaux,
rivières et sources, offre à sa surface un vaste
laboratoire d'exhalations aqueuses qui diminuent
déjà par l'absorption du calorique, la capacité

de saturation de l'air. On la trouvera encore moindre, si l'on considère ce que, nous avons dit de la température froide, en raison de l'élévation du sol, de son inégalité et des bois qui le couvrent.

Les vents dominans, au lieu de la favoriser par le mouvement imprimé à l'air, lui nuiront plutôt par leur nature.

Le pays défendu par ses collines du côté de l'est et du nord, est ouvert aux vents d'ouest et de sud-ouest qui y soufflent presque toute l'année.

L'air qu'ils nous apportent est moins froid que celui du nord ou de l'est, mais aussi est-il d'autant plus saturé des eaux du canal de la Manche qu'il vient de parcourir, que son état de chaleur lui permettait d'en tenir une plus grande quantité en expansion.

Les vapeurs aqueuses déjà suspendues dans l'atmosphère, surchargées de cette nouvelle humidité, se condensent par le refroidissement, en passant sur nos montagnes et notre sol plus élevé que le niveau de la mer, elles déterminent ainsi les pluies fréquentes et abondantes du Bocage et expliquent en même-temps pourquoi il est plus humide que froid.

Ces derniers phénomènes sensibles au thermomètre et à l'hygromètre, produisent sur nos corps une impression différente ; un froid humide nous paraît moins supportable qu'un froid sec , parce que l'humidité relâchante favorise l'absorption simultanée par la peau , et de l'eau et du froid.

Causes des variations de Température.

Les variations brusques et fréquentes de l'atmosphère ont fixé l'attention des médecins de la plus haute antiquité. Hypocrate , dans son immortel Traité de l'air , des eaux et des lieux , attribue à leur influence dans les pays montueux et inégaux , la diversité frappante qu'offrent les hommes dans leur taille , leur force , leurs traits , et leurs facultés morales.

« Les uns , dit-il , (1) sont d'une nature ana-
» logue à des pays montueux , couverts de bois
» et humides, les autres à des terres sèches et
» légères ; ceux-ci ressemblent à des sols maré-
» cageux et couverts de prairies, et ceux-là à des
» plaines nues et arides. C'est que les saisons
» qui modifient la forme et la nature de l'es-
» pèce humaine diffèrent entre elles, et plus cette
» différence est considérable , plus il y a de
» variations dans la figure des hommes. »

_____

(1) Traduction de Coray , pag. 71 , vol. 1er.

Il fait la même remarque pour les animaux et les végétaux, et l'observation des siècles a confirmé les vérités émises par ce grand homme.

Mais je ne puis avec lui regarder l'inégalité du sol comme effet des variations atmosphériques, et malgré les efforts du docteur Coray, pour justifier ce passage, (pag. 219, vol. 2, même traité), je dois au contraire la considérer comme cause, et adopter en entier l'opinion d'Avicenne, *Mutationes autem accidunt aëri, maximè in locis situ inœqualibus ac depressis ; minùs iis patent loca plena, minimè omnium edita.*

En effet, dans la considération de ces phénomènes, de quel poids peuvent être quelques monticules, soit argilleux, soit sablonneux, que le laps des temps et des désastres accidentels ont bien pu former, en comparaison de ces montagnes primitives, schistéuses ou granitiques qu'on trouve à chaque pas dans les sols inégaux ?

La densité variable de l'air dans ces lieux, les divers degrés de froid suivant l'élévation, la condensation partielle des nuages qui produit des pluies locales, la distribution irrégulière des eaux qui quittent rapidement les monticules et séjournent dans des fonds, les rayons solaires inégalement réfléchis, l'entrecroisement des vents dans les collines, leur direction et leur force changée dans chaque gorge de montagne, leur impétuosité modérée par les plantations, sont autant de causes naturelles des changemens prompts et fréquens dans l'atmosphère des terrains inégaux, et conséquemment dans l'arrondissement de Vire.

Sa température participera à toutes ces chances fortuites, et leur influence est si générale, qu'à chaque page de ce travail, il nous faudra en faire l'application, lorsque nous traiterons des productions, de la population, des saisons, et des maladies soit constitutionnelles, soit épidémiques, soit endémiques.

DES PRODUCTIONS.

RÈGNE VÉGÉTAL.

S'il est vrai que chaque climat ait ses productions indigènes, que chaque saison apporte son fruit, l'inégalité du sol doit offrir, en petit, l'image de ces phénomènes généraux.

Dans le Bocage, la plante du nord et celle du midi, l'Œnanthe aquatique et l'odorant Serpolet, croissent dans le même canton, sur la même métairie.

Pour donner une idée de la Flore du pays, j'énumérerai les classes les plus riches, et j'indiquerai succinctement les genres qui dominent.

Les 16ᵉ. et 17ᵉ. classes (suivant la méthode de Tournefort,) semblent mériter le premier rang. Les Fougères , les Lichen surtout , sont très-multipliés ; les Champignons et plus encore les Mousses , présentent des variétés nombreuses.

La 8ᵉ. classe vient après. Les plantes Cariophyllées abondent , et les Lychnis sont dignes de remarque.

Les Anomales qui forment la 11ᵉ. classe , sont en troisième ligne et le genre des Orchis est le plus commun.

La 15ᵉ. classe est riche en Graminées.

La classe des Rosacées (*la* 6ᵉ.) , est distinguée par l'abondance et la variété des Geranium. Le Comarêt, (*Comarum palustre*) , rare ailleurs , est très-multiplié.

Les Ombellifères (7ᵉ. *classe*) , sont également communes, surtout les Cigües, les Cerfeuils sauvages, les Daucus. On y trouve aussi l'Œnauthe, la Sanicle, la Berce, (*Heracleum*).

La 5ᵉ., la classe des Cruciferes, ne le cède point en nombre ; les Cressons , les Sysymbre croissent à l'infini.

Dans la 10ᵉ., (*les Papillonacées,*) on voit beaucoup de Genêt, (*Genista spartium*) , d'Ajonc, (*Ulex Æuropeus*) puis divers Lotiers et Trèfles.

La 12ᵉ., (*les Flosculeuses*) , brille par l'eu

patoire, le Bluet, l'Armoise, la Tanaisie et la variété des Scabieuses.

La 13°., (*les Semi - Flosculeuses*), donne beaucoup d'Epervières, (*Hieracium,*) de Piloselles et de fort belles Lampsanes.

La 14°., (*les Radiées,*) est riche en verge d'or, Jacobée, Chrysanthême, Paquerettes, Camomille, Matricaire.

———————

L'art a imité la nature en appropriant chaque végétal à la qualité du sol. Le Hêtre (*Fagus silvatica*), aime les terrains rocailleux et sablonneux du sud; le laboureur l'y multiplie sur les buttes qui entourent son champ, par la simple courbure de la branche la plus voisine de la terre, qu'il recouvre de gazon après l'avoir entaillée. Les bourgeons qui poussent en bas font racine et ceux qui se développent en-dessus donnent naissance à autant d'arbres.

Le Chêne (*Quercus*), croît de préférence dans les terres argilleuses du centre.

L'Aune (*Betula alnus*), et le Saule (*Salix*), ombragent les ruisseaux.

Les collines élevées du nord ne voyent naître que de chétifs bouleaux, (*Betula alba et Nigra.*)

A l'imitation des arrondissemens limitrophes

du nord et de l'est, les plantations d'Orme (*Ul-mus campestris et latifolia*), se multiplient dans les bonnes terres. Elles remplacent le Châtaignier (*Castanea*), autrefois très-commun , si l'on en juge par les bois de charpente des édifices anciens , et aujourd'hui abandonné à nos voisins du sud , sans doute parce que ses longues branches , ses larges feuilles, portent trop d'ombrage et offrent un mauvais chauffage.

Le Frêne (*Fraxinus excelsior*), le Peuplier , (*Populus alba, Tremula , Nigra., etc.*)

Le Tilleul (*Tilia Æuropea*), le Sapin (*Abies*), le Melèse (*Pinus larix*), le Pin (*Pinus*), le Platâne (*Platanus*), l'Acacia et quantité d'autres arbres prospèrent , mais sont peu répandus.

Le Saule commun (*Salix pentandra*) , le Néflier (*Mespilus silvestris*), le Noisetier (*Corylus silvestris*), le Sureau (*Sambucus nigra*) , le Troësne (*Ligustrum vulgare*), le Buis d'Europe (*Buxus semper virens*), l'Érable (*Acer campestre*) , l'Aube-Epine (*Mespilus oxi acantha*), le Prunelier (*Prunus spinosa*), le Houx (*Ilex aquifolium*), le Genêt (*Genista spartium*), l'Epine commune (*Cratœgus oxi - acantha*) la Bourdaine (*Rhamnus frangula*) , le Chévrefeuille (*Caprifolium*) , la Ronce (*Rubus*), l'Eglantier (*Rosa eglanteria*), forment l'énumération des arbustes les plus ordinaires dans les buissons du Bocage.

Le Génevrier (*Juniperus communis*), le Morêt (*Vitis idœa nigra*), ne se rencontrent que dans les bois-taillis et dans la forêt de St-Sever.

Les vergers ou plants, suivant l'expression locale, qui entourent l'habitation de chaque laboureur et dont la grandeur est souvent de deux ou trois hectares, sont remplis de pommiers (*Pirus malus*), qu'on greffe dans les pépinières, à deux pieds de terre et qu'on transplante trois ou quatre ans après.

Le Poirier (*Pirus communis*), y est moins cultivé.

Le Coignassier (*Pirus cydonia*), le Prunier (*Prunus*), le Cérisier (*Cerasus*), le Noyer (*Juglans*), le Mûrier (*Morus*), se trouvent en petit nombre dans ces vergers et seulement pour l'usage du propriétaire.

Dans les jardins potagers on voit le Grosélier (*Ribes*), le Cassis, le Gadelier et le Framboisier.

On récolte aux espaliers l'Abricot et la Pêche, la Poire et le Raisin, mais ces divers fruits réclament les positions australes, et ne sont, dans l'arrondissement de Vire, ni aussi précoces, ni aussi beaux, ni aussi savoureux, ni aussi abon-

dans

dans que dans l'Avranchin et l'arrondissement de Caen.

Les variations brusques et fréquentes de l'atmosphère détruisent souvent la floraison ou entachent le fruit dans son épicarpe, ou rendent son sarco-carpe pierreux.

La récolte abondante des pommes, qui de deux ans en deux ans enrichit l'habitant du Bocage, n'est due qu'aux plantations serrées des vergers défendues des vents d'ouest et de sud par de grands arbres religieusement conservés de père en fils.

La qualité des cidres varie suivant le sol, son exposition, l'espèce de pommes et l'altération au moyen de l'eau.

Les terres argilleuses qui sont au nord, à l'est et à l'ouest de Vire, donnent un cidre plus fort, plus riche en mucilage sucré et en alkool dont les proportions augmentent encore dans les expositions australes.

Dans les terres sablonneuses du sud, la végétation des pommiers est faible, et le cidre très-léger tourne toujours à l'aigre.

Les premières pommes ou les précoces, les unes pouries, les autres point encore mûres, fournissent une mauvaise liqueur; celle des secondes est souvent plus agréable et celle des dernières est plus alkoolique.

5

L'eau repassée sur le marc déjà fortement exprimé, forme la boisson du laboureur qui, dépourvue de mucilage et d'alkool, devient acide et ressemble souvent à du vinaigre mauvais.

En général, les cidres de l'arrondissement de Vire sont faibles, inférieurs à ceux des arrondissemens de Caen, Bayeux et Falaise, et supérieurs à ceux de Mortain et Domfront.

Dans les vallons, sur les bords de chaque ruisseau, des prairies naturelles donnent un petit foin, plus haut, plus épais dans les endroits plats et mouillés, mais altéré par son mélange avec des Joncs (*Juncus*) de diverses espèces ; plus court, plein de plantes aromatiques et plus succulent dans les plants inclinés et surtout vers le midi.

Des prairies artificielles de Trèfle (*Trifolium pratense*), remplacent aujourd'hui, dans les deux tiers de l'arrondissement, les vastes terrains qui restaient en jachères pendant quatre à cinq ans.

Les terres en labour, ensemencées il y a trente et quarante ans, presque uniquement de Seigle (*Secale*), n'offrent plus cette récolte que dans quelques communes au sud de l'arrondissement.

Partout, les champs, tour-à-tour, sont cou-

verts de Froment (*Triticum*), d'Avoine (*Avena
sativa*), et de Sarrasin d'Asie (*Poligonum fa-
gopirum*). Les variétés de froment les plus usitées
sont: le Froment d'Hiver (*Triticum hybernum*),
le Froment barbu (*Triticum hybernum aris-
tatum*), et dans les terrains mouillés, ou bien
en place d'avoine, le Froment Trémois (*Triticum œstivum*).

Dans quelques communes du sud exposées au
froid, à raison de leur élévation, on cultive
aussi le *Poligonum tartaricum*, parce qu'il résiste mieux à la gelée et mûrit plutôt. Sa fa-
rine est plus jaune et légèrement amère.

Enfin, chaque habitant sacrifie un sillon à la
culture du Chanvre (*Cannabis sativa*), un autre à celle du Lin (*Linum usitatissimum*), et
depuis quelques années un troisième à la culture des Pommes de Terre (*Solanum tubero-
sum*).

L'Orge (*Hordeum vulgare*), la Vesce (*Vicia
saliva*), quelques espèces de Haricots et de Pois
(*Pisum sativum*, et *Pisum cicer*), sont moins
cultivées et se trouvent principalement aux extrémités des cantons d'Aunay et de Condé.

Parmi les plantes potagères que l'on trouve
au Bocage, la plus commune est le Chou Vert
(*Brassica oleracea viridis*), qu'on emploie
abondamment à la nourriture des bestiaux; puis

les autres espèces de Chou, Pois, Haricots, Fèves, oignons, Carottes, Poireaux, Artichauts, Asperges, etc., dont la qualité et la quantité ne peuvent encore soutenir la comparaison avec Avranches et Caen, où la végétation est infiniment plus hâtive.

ANIMAUX.

Le règne animal n'est pas moins riche.

Le Bœuf est le compagnon de l'homme dans les travaux du labourage. Il sert aussi pour les charrois locaux.

Les Vaches, infiniment nombreuses, fournissent à un commerce de beurre étendu avec Caen et Paris. Cette denrée est inférieure en qualité et en prix à celle que produisent les gras pâturages de l'arrondissement de Bayeux.

Les Prairies multipliées et bien closes facilitent l'éducation des ruminans. Les Génisses de l'arrondissement de Vire repeuplent les plaines de la Beauce et de la Haute-Normandie. Les bœufs et vaches, après trois ou quatre ans de service, passent dans les herbages du Cotentin et du Pays-d'Auge. On n'engraisse même pas sur place la quantité de bestiaux suffisante pour la consommation.

La race des Chevaux a éprouvé, surtout, une amélioration infinie en quantité et en qualité. Au lieu d'un mauvais cheval qu'avait encore exclusivement le gros laboureur, chacun d'eux possède deux ou trois bonnes jumens, dont les poulains mâles sont ordinairement vendus à six mois, et remplacent dans les plaines voisines les chevaux de quatre à cinq ans qu'elles fournissent, à leur tour, soit aux remontes, soit aux divers besoins sociaux. L'espèce, qui est un mélange du cheval breton et du cheval normand, est excellente pour le trait, mais produit moins de chevaux de selle.

On ne trouve le Mouton en troupeau que dans les plaines de l'extrémité du canton de Condé et d'Aunay, ou dans quelques bruyères des collines environnantes. L'extrême division et l'entrecroisement des propriétés dans le reste de l'arrondissement, permettent seulement à chaque particulier d'avoir quelques moutons avec ses autres bestiaux. La chair en est tendre et succulente ; le mouton de Vassy est renommé au loin.

La Chèvre, est peu commune.

Le commerce des Cochons de lait est aussi fréquent que celui des Génisses. On en exporte chaque année une quantité prodigieuse. Les vieux sont engraissés et pour l'habitant de la campagne qui en fait sa nourriture principale, et pour la fourniture de la marine dans les ports voisins.

La forêt de St-Sever qui est située à l'extrémité sud-ouest de l'arrondissement, renferme beaucoup de Cerfs, quelques Sangliers et peu de Loups.

Le Renard est infiniment multiplié dans les communes du sud qui sont plus boisées et dont le sol, peu productif, reste longues années en jachères, recouvert de Genêt (*Genista spartium*), et d'Ajonc (*Ulex œuropeus*).

Le Lièvre et le Lapin abondent dans le pays, mais l'inégalité du terrain, la fréquence et la hauteur des clôtures, en rendent la chasse difficile et fatiguante.

La Taupe, la Musaraigne, le Hérisson, la Belette, la Fouine, le Putois, l'Ecureuil, trouvent des retraites sûres au Bocage et multiplient infiniment.

On trouve beaucoup de Couleuvres, d'Orverts, de Lézards. La Vipère doit être rare, si j'en juge par les accidens. Deux fois seulement ils ont exigé mes soins, et un seul cas mérite d'être rapporté.

Au milieu d'une journée chaude du mois de septembre, une femme de cinquante ans, du village de la Teinturerie, à Viessoix, se trouvait sur un fossé plein de broussailles : ses jambes étaient nues, et un sabot très-découvert formait sa chaussure. Une douleur subite à la partie supérieure d'un des métatarses lui arrache un cri , elle ne peut arriver à sa maison qu'à l'aide d'un soutien. La douleur augmente , elle se propage vers la jambe qui devient froide , engourdie , insensible, sans gonflement. On fait une ligature au-dessus du genou ; bientôt des syncopes , des vomissemens se manifestent et je vois la malade au bout de deux heures.

Une tache légèrement violetée , d'un demi pouce de diamètre , l'apparence d'une petite plaie au milieu , indiquaient l'origine des accidens. Leur nature , leur violence et l'occasion me les firent attribuer au venin de la Vipère , quoique personne n'eût vu le reptile. Un frisson général , des sueurs froides accompagnaient les symptômes déjà décrits.

Leur progrès rapides furent arrêtés , au moyen des frictions réitérées avec un liniment ammoniacal, de l'application constante sur le pied et la jambe des compresses trempées dans l'eau-de-vie camphrée , d'une potion cordiale et des infusions de sureau aiguisées de quelques gouttes d'ammoniac liquide.

L'engourdissement de la jambe persistait encore le huitième jour, et la sensibilité parfaite ne fut pas rétablie avant trois semaines.

Les Volailles grasses ajoutent une nouvelle branche de commerce , seulement pendant les

hivers. La Poule et le Canard sont ordinairement les seuls volatils des basses-cours; la Dinde,
l'Oie et le Pigeon, sont moins communs que
dans la plaine.

Les oiseaux se plaisent au Bocage, ils y sont
aussi variés que nombreux. La Perdrix grise,
le Râle, la Grive, le Merle et la Becasse, remplissent souvent la carnassière du chasseur. En
hiver, quelques bandes de Canards sauvages s'arrêtent sur le bord des ruisseaux.

L'Epervier et la Buse sont, je crois, les seuls
oiseaux de proie qu'on rencontre.

Le poisson est aussi abondant que les ruisseaux
sont nombreux. La Truite fourmille dans les
eaux claires et à fond sablonneux. Elle y est
excellente. L'Anguille se retire et se multiplie
sous les souches d'aulne et de de saule qui bordent les rivières. Le Saumon remonte quelquefois dans la Vire jusqu'auprès de la ville de ce
nom. L'Ecrévisse pullule dans les ruisseaux rocailleux qui arrosent les communes au sud de
l'arrondissement. La Carpe, la Perche, le Bro-
chet, abondent dans les étangs qu'alimentent les
diverses sources et petites rivières.

———————

L'état prospère de l'agriculture dans cet arrondissement est dû à l'abandon du système
routinier des jachères. Les prairies artificielles

ont permis d'élever un plus grand nombre de
bestiaux et d'en améliorer les races. Avec la
quantité croissante des fumiers, on a essayé de
substituer la culture du Froment à celle du Seigle
et les terres mieux fumées ont répondu à la
tentative.

Enhardi par ses succès, assez riche pour ajouter à son mobilier deux ou trois chevaux, l'infatigable laboureur du Bocage n'a plus craint
d'aller à huit et dix lieues chercher dans les
arrondissemens de Caen, Bayeux et Falaise, la
chaux que son sol lui refuse.

Cette terre subalcaline, dessicative et chaude,
mélangée avec une terre froide et mouillée, lui a
donné une vigueur jusqu'alors inconnue. Les
succès obtenus dans les terres argilleuses du
centre, du nord et de l'est, ont tenté le cultivateur des terrains légers et sablonneux du sud et
de l'ouest. Ses frais ont de même été largement
payés, parce que le froid et l'humidité étaient
encore les causes dominantes de la stérilité. Alors
la résistance du propriétaire qui défendait l'emploi de la chaux a été vaincue, et cette poudre,
répandue avec profusion, a couvert le pays de
récoltes qui ne le cèdent guères à celles des
plaines voisines.

Mais l'industrie n'a pu triompher partout de
l'ingratitude du climat. Après quelques essais

plus ou moins infructueux, les hautes collines du nord sont restées incultes.

Le sol sablonneux et froid qui se trouve au sud de la ville de Vire s'est amélioré, sans atteindre la bonté des terres argilleuses. Les productions des règnes végétal et animal y sont inférieures, et en taille et en bonté. Quelques communes du même côté et une partie du canton de St-Sever, ne peuvent encore arracher à leurs terres arides, et qu'il faut cultiver avec la bêche, que de chétives récoltes de Seigle et de Sarrasin. L'usage du sablon de mer et surtout des poudres végétatives qu'on prépare à Paris, a paru mieux convenir à la culture du sarrasin dans ces rochers granitiques qu'on recouvre, à chaque labour, de terre factice, par la combustion, et de la légère couche de gazon et des arbustes qui ont poussé pendant quatre à cinq ans de repos.

DE LA POPULATION.

Dans l'arrondissement de Vire, il y a peu de grands propriétaires.

La division des fortunes entraîne celle du sol. La valeur des fonds augmente, et la population s'accroît.

Les beaux domaines de la plaine de Caen, les féconds pâturages du canton de Bayeux, se vendent au denier vingt ou vingt-cinq. Les meilleures terres de l'arrondissement de Vire, valent le denier trente et trente-cinq, et les rochers arides des communes situées au sud et sud-ouest, notamment du Gast et du Champ-Duboult se payent le denier quarante et souvent encore plus cher.

L'amour du pays prend racine en terre. L'ártisan voyageur revient à sa ferme, à son champ ou à sa cabane. Cette idée mère passe du père au fils, celui-ci s'empresse de revoir le sol natal avec les premiers fruits de son industrie précoce. Il jette l'ancre de la propriété autour de l'héritage paternel, y établit une laborieuse ménagère, et rapporte chaque année au nouvel établissement, et son épargne et le germe d'un nouveau colon.

Aussi la population, dont un relevé exact fait par l'administration, le 1er. janvier 1806, porte le nombre total à 85,513 habitans, plus 1,222 militaires qui étaient alors sous les drapeaux, surpasse-t-elle les ressources territoriales.

L'industrie supplée à l'ingratitude du sol et divise nécessairement les habitans travailleurs en deux grandes classes, les agriculteurs et les artisans ; ceux-ci sont ou sédentaires ou voyageurs.

La classe agricole est inhérente au sol le moins inégal et le plus productif. Elle porte en chaque endroit l'empreinte de la localité; mais exposée dès l'enfance aux variations atmosphériques, vivant sans cesse en plein air, sa constitution s'est, pour ainsi dire, trempée à l'inclémence du climat. Un exercice constant et général a permis le développement simultané de toutes les parties du corps. Une nourriture plus abondante et surtout plus uniforme, dont l'assimilation est moins troublée que chez l'artisan dans ses attitudes souvent forcées, fournit mieux à l'entretien de l'organisme. Enfin, plus de régularité dans le travail, moins d'excès dans la conduite donnent en général au laboureur une force corporelle supérieure.

L'artisan est tantôt bien, tantôt mal nourri, il repare pendant la nuit la perte volontaire ou forcée du jour; un organe, un membre, un système se fortifient par un mode d'action exclusif et modéré, ou se détériorent par l'abus. La matière, le lieu du travail sont ou salubres ou nuisibles. Ainsi aux causes communes de maladies, cette classe en joint de particulières, dont nous nous occuperons en parlant des maladies des artisans.

L'arrondissement renferme dans son sein tous les ouvriers nécessaires aux premiers besoins de la vie sociale; mais en outre, ses fabriques multipliées, alimentent un nombre infini d'artisans sédentaires.

Vire possède une manufacture considérable de drap, que le zèle et les sacrifices de ses négocians en mécaniques de tout genre, ont établie la rivale d'Elbœuf.

Les femmes, les enfans, apprêtent la laine et la filent ; les hommes fabriquent le drap ; les uns sont tisserands, les autres tondeurs, puis viennent les teinturiers, les foulons et la classe ingénieuse des mécaniciens.

Les campagnes, environnantes partagent ces avantages. St-Germain-de-Talvende fournit des tisserands. Vaudri, Trutemer-le-Grand, le Champ-Duboult, St-Sever, doivent à des chefs aussi estimables qu'ils sont actifs, des établissemens beaux et sains, où l'enfance vient échanger sa misère avec l'habitude du travail.

Condé a ses filatures de coton, ses tanneries ; et son commerce accru de plusieurs fabriques de tissu à l'imitation de Rouen, porte la vie dans tout le canton, par les fils de lin qu'il y fait confectionner.

Maisoncelles, Talvende-le-Grand, Talvende-le-Petit, St-Aubin, voient sur leurs ruisseaux de nombreuses fabriques de papier.

St-Sever entretient ces diverses usines avec le charbon de sa forêt. Le Gast fournit aux constructions du pays et à l'étranger, ses blocs de superbe granit.

Plusieurs communes, et notamment Aunay,
St-Martin-de-la-Besace, Trutemer, font un commerce continuel de bestiaux, et exportent dans
divers départemens et les Cochons et les Génisses
élevées dans le pays.

Ici, des colonies de sabotiers utilisent l'élite
des hêtres qui couvrent les cantons du sud. Là,
des fours à chaux établis au nord et alimentés
par la pierre calcaire qu'on extrait de l'arrondissement de Caen, consomment les bois-
taillis qui croissent sur les revers des hautes
collines de Mesnil-Ozouf, la Ferrière-Duval,
Jurques, etc.

Partout, une nuée de commerçans actifs et
industrieux entretient par sa correspondance,
les ateliers, facilite l'exportation des produits,
et réussit à répandre sur un sol aride, l'abondance, la gaieté et la vie des pays plus favorisés
de la nature.

Malgré ces sources multipliées de prospérité
locale, la population surabondante même dans
les terrains les plus ingrats, répand dans toute la
France ses bandes d'ouvriers voyageurs qui par-
tent au printemps, et ne reviennent qu'au milieu
de l'hiver.

L'enfant adopte la profession de son père ou
de son voisin, et chaque commune a son genre
d'industrie.

Le canton d'Aunay fournit de nombreux et robustes domestiques à la plaine de Caen, et des nourrices aux hospices de cette grande ville. Dans le canton du Bény, Ste-Marie-Laumont envoie à Paris des couvreurs, St-Martin-Don des paveurs, Montbertrand des cochers. Mais le canton de St-Sever, le plus stérile de l'arrondissement, est surtout la pépinière des ouvriers. Courson, Fontenermont, ont leur chaudronniers et leur fondeurs; Campagnolles et Beau-Mesnil, leur paveurs; les habitans du Gast sont connus à Cherbourg et dans les travaux de la Bretagne, pour être les meilleurs piqueurs de granit; enfin, la commune du Champ - Duboult couvre les rues de Paris de ses nombreux brocanteurs, et fournit encore d'excellens chaudronniers aux départemens voisins.

L'habitant est aussi sobre et économe qu'il est laborieux; le Sarrasin fait la base de la nourriture de l'homme de travail, lorsque cette récolte est abondante. Sa fécule mêlée avec le lait, ne s'emploie qu'en bouillie ou en galette. Le pain de Froment est en usage dans les trois quarts de l'arrondissement. Le Seigle ne sert guères que dans un petit nombre de communes, vers le sud. Quelquefois encore, on mange une bouillie à l'eau avec la fécule d'avoine.

Le lard salé, est la seule viande dont use l'homme des champs. Sa cuisson augmente la rancidité de la soupe qu'on fait avec la graisse de porc fortement épicée. Du reste, quelques plantes légumineuses complètent les mets habituels. On boit un cidre mélangé avec trois-quarts d'eau et presque toujours acide.

Les excès du laboureur consistent dans l'abus du cidre pur ou de mauvaise eau-de-vie.

Ces alimens grossiers sont facilement digérés par l'homme robuste, et la chaleur qu'ils développent peut même être salutaire à l'habitant des terrains élevés. Mais la fécule sucrée du sarrasin, quoique meilleure en bouillie, puisqu'elle n'est pas susceptible de la fermentation panetaire, ne peut être comparée à la fécule glutineuse du froment qui, réduite en pain, est d'une assimilation facile; l'individu faible qui vit de sarrasin, éprouve cette fièvre lente, cet agacement nerveux qui accompagnent les digestions pénibles; la tension abdominale se développe, et les aigreurs suivent. Le lard souvent rance, toujours lourd et pesant, le cidre absolument aigre, favorisent les mêmes accidens; il ne sera donc pas étonnant de rencontrer et plus de pirosis et plus d'engorgemens mésentériques dans les communes du sud, où l'usage du sarrasin est presque exclusif, que dans les autres parties où le pain

de

de froment et un cidre de meilleure qualité, font environ la moitié de la nourriture du laboureur.

Que nous envisagions maintenant l'espèce humaine dans ses formes physiques ou dans son aptitude morale, l'inégalité du sol reproduit partout son cachet caractéristique.

L'habitant du canton d'Aunay diffère de celui de St-Sever en taille, en forme, en physionomie et en tempérament.

Chez le premier, la taille est plus élevée et plus carrée, les systèmes musculaire et sanguin prédominent, les formes sont souvent mal dessinées, la tête est grosse, la face large et colorée, la jambe grasse.

Le second est inférieur en taille, sa tête est plus petite, son visage ovale et pâle, la forme du corps plus déliée, la jambe sèche.

Le même canton offre souvent autant de contrastes. La ville de Vire, avons-nous dit, a ses fondemens sur une colline qui divise, en deux parties à-peu-près égales, son cercle rural. Le plateau de ce monticule qui n'a que quelques toises de largeur, est schisteux au nord de la ville et granitique au midi. Les terres australes par rapport à la ville, et dont la pente est au nord, sont légères et sablonneuses; les terres

4

septentrionales, inclinées vers le sud, sont argilleuses. Là croît le hêtre, ici le chêne.

Même distinction tranchante dans le règne animal : les Quadrupèdes du sol argilleux incliné
au midi sont plus gras et d'espèce plus forte ;
l'homme y conserve les formes robustes de l'habitant du canton d'Aunay. Le cultivateur du
côté opposé offre le prototype constitutionnel du
canton de St-Sever.

Mais suivons les nuances de cette exposition
boréale dans l'amphithéâtre qui borde l'arrondissement au sud.

L'habitant du milieu, dont le modèle se rencontre à chaque pas dans la grande commune
de St-Germain-de-Talvende, a les cheveux
blonds, la peau blanche, la taille svelte et
élancée, la jambe maigre et bien dessinée; les
systèmes sanguin et musculaire sont peu prononcés ; il y a prédominance lymphatique, les
forces physiques sont médiocres.

Au bas de la colline, l'homme de Lalande-
Vaumont, semblable à une plante étiolée par la
privation des rayons solaires, dépourvu du calorique générateur de la chaleur animale et de
l'énergie morale, traîne sur un sol ingrat un
corps pâle, petit et grêle ; les eaux qui décou-
lent de la montagne recouvrent une partie de
sa terre pendant les longs hivers, accélèrent la

cachexie pituiteuse et tous les maux qui marchent à sa suite.

L'exposition boréale est compensée au haut de la côte, par l'air vif et froid qu'on y respire. C'est-là que la femme maigre, grande et à fibre sèche, de la commune du Champ-Duboult, puise à pleine bouche l'oxigène, qui, opérant une prompte hématose, activant la circulation, lui donne la force et le courage de bêcher son champ, de semer son blé et de suffire à tous les travaux du labourage. C'est-là que l'enfant nourri de pain noir et d'air vital suce dès le berceau l'activité qui, à l'âge de dix ans, le fait suivre ou dans la capitale, ou dans les riches provinces de la France, son père occupé à recueillir par son industrie l'argent de son impôt et à suppléer pendant neuf mois la récolte insuffisante pour alimenter la famille.

Vire, où j'ai négligé à dessein de prendre mes modèles, parce que la population des villes, sans cesse renouvelée par celle des campagnes, améliorée par l'aisance et les commodités de la vie, détériorée par le luxe et les abus, a perdu l'empreinte originaire des localités; Vire, dis-je, offre, entre l'habitant de la haute et de la basse ville, une variété qui a frappé tous les observateurs et dont je dois donner l'étiologie.

Le premier, sur le sommet de la colline, res-

pire un air plus sec, moins dense, occupe des
habitations vastes et commodes, tire plus souvent sa nourriture du règne animal, boit un cidre
plus pur ou un vin généreux, et résiste mieux
aux variations atmosphériques. Sa fibre est moins
relâchée, le tissu musculaire plus prononcé ;
son teint vermeil annonce l'activité du système
artériel, sa taille est plus avantageuse.

Le second, privé par les montagnes des vents
salutaires pour lui, du nord et de l'est, pénétré
des vents humides du midi et de l'ouest, abreuvé
des émanations délétères d'une rivière souvent
à sec, et recevant les décompositions végétales
et animales de ses nombreuses fabriques, mal
logé, le plus souvent nourri des bouillies et galettes de sarrasin, offre des caractères bien différens : il est d'une taille moyenne ou petite,
les formes du corps arrondies décèlent plutôt
le système graisseux que le musculaire ; au teint
fortement coloré de la face, à la couleur souvent bleue des extrémités, on reconnaît la prédominance du système veineux due à la difficulté de l'hématose dans un air humide, alternativement froid et chaud, mais toujours moins
abondant en oxigène.

C'est-là que la portion faible accablée sous le
triple poids de l'inclémence climatérique, d'un
travail prématuré et de la misère, offrait na-

guères cette foule de difformités dues au vice de la lymphe, et au ramollissement du système osseux.

Grâces soient rendues, au nom de l'humanité, aux négocians industrieux qui, depuis vingt ans, ont arraché à la misère cette population laborieuse ; grâces surtout à ceux qui en transportant, dans de vastes ateliers, dans de brillantes manufactures hors de la ville, cette race d'hommes frappée, de génération en génération, de la tache originelle, l'ont transformée en une peuplade aussi saine qu'elle est active.

Considérations sur les Tempéramens.

Cette question *Quel est mon tempérament ?* proposée chaque jour, et chaque jour résolue avec l'assurance de l'irréflexion, en plaçant au hasard la masse humaine dans les cases des sanguins, des lymphatiques, des bilieux ou des atrabilaires, m'a toujours paru si difficile à résoudre, que jamais je n'y ai répondu sans gémir sur la science des mots que la routine répète, et dont on paie la crédulité du public.

Les anciens distinguaient les hommes à fibre sèche et les hommes à fibre molle.

Cette division fondamentale est la seule vraie,

parce qu'elle repose sur la nature et l'observation.

Analysons-là pour en tirer des subdivisions justes.

Elle suppose cette idée première : il y a chez tel individu prédominance des solides sur les fluides, ou *vice versâ*, des fluides sur les solides.

Mais, parmi les solides, deux systèmes le sensitif et le moteur font loi, à cause de leur étendue et de leur importance. Si la balance des forces entr'eux est inégale, nous aurons un tempérament musculeux lorsque ce tissu dominera, il sera au contraire nerveux, si la pauvreté du premier cède l'empire au second.

Dans les fluides, le sang et la lymphe se partagent la plus forte partie de l'organisme. L'abondance et la richesse, surtout du premier, feront le tempérament sanguin ; la quantité exubérante de l'autre déterminera le lymphatique.

Voilà donc quatre tempéramens cardinaux : le musculeux, le nerveux, le sanguin et le lymphatique.

Le bilieux, que les auteurs ont admis à cause du rôle important que la liqueur secrétée dans le foie joue dans l'acte de la digestion, et du ravage que sa quantité, sa qualité ou sa déviation produisent dans toute la machine, doit, de même que le spermatique, être rangé dans la classe des tempéramens secondaires que les localités développent , et que certaines lésions organiques viennent encore grossir.

Chacun de ces tempéramens n'existe pas plus à l'état de simplicité pure , qu'à l'état de mélange parfait. L'un supposerait une destruction de l'organisme , l'autre le beau idéal en santé.

Un tempérament est simple , c'est-à-dire , qu'il y a prédominance forte d'un système , mais elle a ses degrés , et les derniers échelons d'une classe avec les premiers de l'autre , ont servi à établir des constitutions mixtes. C'est dans ce sens qu'un enfant encore sanguin et déjà lymphatique , est qualifié lymphatico-sanguin , autrement l'expression serait impropre , elle emporterait contradiction. La disposition lymphatique est peu favorable au développement des muscles , le système nerveux prend le dessus et établit souvent ce tempérament mixte , nommé nervoso-lymphatique.

L'âge , à son tour , amène des changemens qui constituent des tempéramens nouveaux , et qu'on peut appeler succédanés.

Passage du sanguin artériel au sanguin veineux : Chez l'homme vigoureux , à forte chaleur , l'activité de la circulation artérielle développe une grande dimension du système sanguin. Avec l'âge , la force contractile du cœur diminue , la circulation se ralentit , le sang stagne dans les veines affaiblies en raison de l'augmentation de leur calibre. Arrive la prédominance veineuse, et avec elle les varices et les anevrismes passifs, qui, comme le dit le célèbre et judicieux Corvisart, « n'ont peut-être pas, dans certaines circonstances, d'autres causes que la force vitale en moins (1). »

Passage du sanguin veineux au bilieux : Chez ce même sujet à prédominance veineuse accidentelle, la lenteur de la circulation, surtout dans le bas ventre, fournira au foie un sang plus carboné, plus visqueux et plus abondant ; la bile plus animalisée augmentera dans les mêmes proportions, et le tempérament bilieux s'organisera.

C'est ainsi que la pléthore veineuse et la lenteur de la circulation, jointes à la perte journalière d'une grande quantité de sérosité par l'évaporation, fournit tant de tempéramens bilieux dans les pays chauds, tandis qu'ils sont rares dans nos climats humides et froids.

Passage du sanguin veineux au lymphatique : Supposons une constitution faible chez un homme à système sanguin veineux, qu'il vive par état dans un endroit humide, il manquera bientôt de chaleur animale, la difficulté de l'hé-

_____

(1) Maladies du cœur, p. 551.

matose sera, tour à tour, cause et effet de dépérissement, les secrétions et excrétions lan-
guiront, la lymphe se trouvera en excès et quelquefois les épanchemens se formeront.

Ces généralités applicables partout, s'observent
seulement dans un cadre plus rapproché sur le
terrain coupé de l'arrondissement de Vire.

L'habitant des collines plus ou moins arides,
est nerveux ; le musculeux sanguin occupe les
expositions australes, la prédominance artérielle
y suit la vigueur de l'âge et le degré d'élévation du sol ; la pléthore veineuse y affecte l'homme du bas fonds, le vieillard, la femme, dont
la vie est moins active, moins aérée.

Le tempérament lymphatique est le triste
lot des endroits bas, humides et froids. Sa funeste influence diminue graduellement, depuis
la base froide et mouillée des collines septentrionales jusqu'à leur sommet, par son mélange
progressif avec le tempérament nerveux. L'homme de travail trouve, dans cette alliance, un
correctif heureux, il remplace chez lui la force
radicale. Son excitement mine, au contraire,
l'oisif, le conduit à la mélancolie et précipite
vers l'hystérie, puis dans la cachexie, la femme
livrée à la mollesse, à des abus de régime, ou
à la dure nécessité de vivre dans un climat froid,
humide et variable.

Enfin, si la liste des enfans, des vieillards, des faibles de tout sexe augmente ailleurs la proportion des tempéramens à fibre molle, l'on doit concevoir combien plus la balance doit pencher de ce côté dans l'arrondissement de Vire, à cause de sa température ingrate.

J'ai planté sur le sol les jalons indicateurs de la variété des constitutions physiques que son inégalité opère parmi les habitans de l'arrondissement de Vire, et l'application de ces principes à chaque localité sera facile d'après son exposition, son élévation, son humidité ou sa sécheresse.

Mais à l'appui d'observations toujours susceptibles de controverse, citons des faits positifs et nous donnerons une idée irrécusable du physique de la population.

En 1802 et 1803, la conscription, encore à son début, s'exécutait avec franchise et loyauté. On prenait les hommes à la taille de cinq pieds, et les réformes pour infirmités, n'étaient ni multipliées par la corruption, ni éludées par une indifférence barbare.

Or, voici le relevé exact des opérations pendant les deux années.

CANTONS.	ANNÉES ; nombre d'hommes appelés.		RÉFORMÉS		Maintenus.
			par défaut de taille.	pour infirmités	
	Annécs.	h^{es}			
Rural de Vire.	1802	84	16	7	61
	1803	86	15	14	57
Condé.	1802	82	16	8	58
	1803	95	27	9	59
Ville de Vire.	1802	67	18	3	46
	1803	41	12	4	25
Aunay.	1802	119	24	18	77
	1803	105	27	18	60
Le Bény.	1802	122	30	18	74
	1803	103	26	11	66
St-Sever.	1802	128	32	20	76
	1803	135	37	20	78
Vassy.	1802	126	42	12	72
	1803	109	28	12	69
Total général.	Appelés. 1391		Réformés. 513		Maintenus. 878

De cet état, dressé par rang de taille, on peut déduire les corollaires suivans :

1°. Le canton rural de Vire fournit régulièrement deux hommes, au moins, propres au métier des armes, sur trois. Sa population est la plus belle de l'arrondissement, et la stature élevée des habitans de St-Germain de-Talvende, entre pour beaucoup dans cette proportion, puisque dans les deux années précitées, cette grande commune n'obtint que sept réformes sur quarante-quatre hommes ;

2°. Le canton de Condé et la ville de Vire, donnent deux hommes sur trois. Ces deux villes manufacturières ont quelques estropiés dès le bas-âge ;

3°. Dans les cantons d'Aunay et du Bény, on ne trouve pas tout à fait deux hommes sur-trois ;

4°. A St-Sever et à Vassy, on ne peut guères prendre qu'un homme sur deux. Dans le premier de ces cantons, la pénurie est due aux blessures souvent graves des ouvriers voyageurs. Dans le canton agricole de Vassy, elle tient uniquement au défaut de taille ;

5°. Dans l'arrondissement considéré en masse, on est obligé de réformer un peu plus du tiers des hommes appelés pour les levées forcées ; lorsque la taille exigible est fixée à cinq pieds.

A l'aide de ces données particulières, il me sera facile d'éviter également et l'erreur du célèbre auteur des épidémies de Normandie, Lepecq de la Clôture, qui disait : que l'espèce humaine semblait en général, un peu abâtardie dans le grand canton de Vire (assertion qui ne peut être justifiée que par le temps où cet auteur écrivait) et le vague de la réfutation du docteur de la Roberdière, qui assure qu'on y trouve et de beaux hommes et de jolies femmes. *In medio stat veritas.*

La population du pays que je décris, est aussi inégale que le sol qu'elle habite. En général, elle elle est de stature moyenne. Les femmes y ont beaucoup de fraîcheur. Elles sont petites, plutôt grasses que sveltes : ce sont de jolies mignatures. Les hommes ne sont pas grands et le système musculaire est mal prononcé.

Comparé à ses voisins, l'habitant de Vire l'emporte sur ceux du sud et du sud-est. Mais il est au peuple du canton de Bayeux, comme le chêne de la montagne est à l'orme pyramidal du vallon. Le premier gagne en force et en solidité, ce que l'autre obtient en élévation et en majesté. Le laboureur de la plaine de Caen tient le milieu entre deux peuples si voisins et si différens.

DE LA POPULATION CONSIDÉRÉE SOUS LE RAPPORT MORAL.

Peintre impartial de la nature, je n'ai pas dissimulé les défauts corporels que les habitans de l'arrondissement de Vire doivent à la rigueur de leur sol; j'ai assigné à sa population un rang inférieur en beauté, avantage que l'homme ne peut se donner.

Mais les talens s'acquièrent, les mœurs s'épurent par le travail et la sobriété; et en ce genre, mon pays n'a rien à envier à ses voisins.

L'inégalité du terrain, les variations fréquentes de l'atmosphère font bien encore sentir ici leur influence; quelques communes situées dans des bas-fonds, notamment dans le canton de Vassy, offriraient plutôt des hommes chétifs, sans énergie morale et croupissant dans leur misère, au lieu de prendre part aux travaux du pays, ou aux migrations annuelles.

L'habitant du centre de l'arrondissement est plus doux, celui des diverses collines du nord et du sud plus turbulent, moins soumis à l'autorité. Dans les temps malheureux qui viennent de passer, la conscription et toutes ses rigueurs s'exécutaient avec assez de facilité dans presque tout le pays, tandis que quelques communes du canton d'Aunay et Talvende-le-Grand opposaient une résistance que les contributions, les garnisaires, la vente des bestiaux, des meubles et enfin l'emprisonnement des parens n'ont pu vaincre.

Mais un peuple qui, pendant toute la révolution, entouré des horreurs de la guerre civile, n'a combattu que pour sa légitime défense, qui n'a vu couler le sang d'aucun de ses membres sur les échafauds révolutionaires, qui depuis dix ans ne compte que deux crimes, à la suite de dissentions domestiques, qui ayent entraîné la peine capitale,

Un peuple pauvre, mais laborieux, qui paye régulièrement ses impôts, obéit aux loix, résiste aux suggestions perfides de l'exagération des partis, et supporte avec patience les vexations, ne peut être que bon, et un mauvais génie seul eût pu l'accuser d'avoir un esprit mauvais.

Les mœurs sont les compagnes inséparables du travail et de la sobriété, vertus que l'habitant du Bocage a d'abord cultivées par besoin, et dont l'habitude fait les qualités caractéristiques.

Ces heureuses dispositions sont entretenues par vos soins, respectables curés des campagnes, que j'ai vu tant de fois partager votre strict nécessaire avec la veuve et l'infirme. Exempts d'ambition, attachés par cœur plus encore que par devoir aux ouailles que Dieu vous a confiées, vous ne cherchez pas à déplacer votre voisin, pour vous élever sur sa ruine ; votre conscience, nourrie dès l'enfance de cette maxime de Cicéron, (1) *Justitia omnium virtutum causa atque SENTINA EST*, ne sacrifie pas ses devoirs envers le malade pauvre, à l'amitié du riche, à l'opinion d'une coterie ; bien convaincus surtout que l'exemple aide le précepte, vous n'imitez pas ces charlatans en religion qui chantent la vertu ; vous la pratiquez.

Le goût inné du travail, qui meut le bras de l'artisan et augmente sa puissance musculaire, stimule les fibres cervicales de l'artiste, de l'homme-de-lettres et électrise leurs facultés intellectuelles. L'athénien vivait sur un sol aride et ingrat, la Béotie était un pays gras et fertile. L'habitant du Bocage est spirituel, propre aux sciences et aux arts. Les noms de nos pères remplissent plusieurs pages du recueil des hommes célèbres ; l'âge présent peut citer avec orgueil l'auteur du Génie de l'Homme, et le même sol a servi de berceau au poëte aimable qui a fait l'éloge du cidre (2), et au peintre fidèle qui nous a retracé la couleur et la vie du fruit de Pomone (3).

---

(1) *Liber* 1us. *de legibus.*
(2) Poëme des plantes, par M. Castel.
(3) M. Turpin.　　　　　　　　　L'ancienne

L'ancienne université de Paris devait à l'arrondissement de Vire plusieurs professeurs distingués, et le collège actuel de cette ville relevé de ses ruines, par son directeur, (1) qui fut dans le pays le restaurateur des bonnes études, a déjà donné à la société et des jurisconsultes éloquens et des médecins instruits et des orateurs à la chaire évangélique.

Puisse cet exemple des premiers nés, être suivi d'année en année et réparer les vols, que le sort des armes et l'impulsion donnée vers les arts mécaniques, ont faits momentanément aux sciences et aux arts libéraux, dans un pays qui est leur patrie naturelle !

Je finirais ici mon tableau, s'il ne fallait justifier mon pays d'un défaut dont l'irréflexion et l'injustice accusent la population entière.

L'habitant du Bocage a souvent des procès : il ne les aime pas. Mais l'extrême division des propriétés multiplie les points de contact, aggrave les servitudes et engendre les difficultés.

Le partage inégal entre enfans établi par l'ancienne Coutume de Normandie, réduisait les filles à la misère, et dès long-temps Pline a dit : *œris alieni atque litis comes est miseria.* La jurisprudence actuelle a détruit cette dernière

(1) M. le Montier.

cause , et l'arrondissement de Vire , vivifié par le commerce , réduit aux contestations inhérentes à la localité , occupe moins les tribunaux que tous ses voisins.

Chaque peuple a sa plaie , le Frélon occupe la ruche de l'abeille , la chénille se traîne sur la fleur , dont la beauté respire le parfum. Mais console toi , ô mon pays , les torts qu'on te reproche , tournent à ta gloire , tes éminentes qualités te vengent.

Les brillantes récoltes qui couvrent ton champ rocailleux attestent , infatigable laboureur , où tu as usé ton activité climatérique. Illustres débris de nos armées , monumens mutilés de la gloire nationale , vos membres sont épars chez l'ennemi ; ils prouvent votre ténacité , elle fut pour la victoire ! ! ! Littérateur distingué , vos couronnes justifient vos combats académiques. Magistrat intègre , jurisconsulte savant , pasteur charitable , les bénédictions de l'orphelin et de la veuve survivent à vos dignités ; elles proclament vos esprits pacificateurs.

Vous tous enfin , négocians et artistes , dont les travaux consument le temps , vous accusera-t-on d'être processifs ? Vingt branches d'industrie diverse , nos ruisseaux couverts d'usines , la prospérité croissante des manufactures , sont les témoins vivans de l'heureuse direction donnée à une population accumulée sur un sol ingrat ; ils déposent contre les détracteurs d'un peuple qui a su trouver l'aisance et le bonheur dans son activité et son économie.

DES SAISONS ET DES MALADIES QUI LEUR SONT PROPRES.

La succession des saisons a pénétré les premiers hommes de tant d'admiration , qu'ils élevèrent des autels à son auteur visible. Tous les peuples , sous diverses allégories ingénieuses et sublimes , ont pleuré l'absence du Soleil avec autant d'amertume qu'ils ont célébré, chaque année, son retour par des transports indicibles d'allégresse. Les premiers médecins , témoins de ces effets sur la nature entière , ne purent seuls être indifférens aux changemens que cette cause, aussi majestueuse qu'incompréhensible , apportait à l'organisme du plus parfait des êtres.

Hippocrate , nourri de l'expérience des siècles qui l'avaient précédé, et guidé par son génie observateur , nous a transmis , en quelques pages , un précis de météorologie médicale, dont les vérités éternelles , confirmées d'âge en âge, trouvent leur application journalière. C'est à l'aide de cette boussole du praticien , que les Sydenham , Stoll, Baillou, Baglivi et tant d'autres moins célè-

bres, ont tracé leurs constitutions médicales, si
propres à servir de règle au vrai médecin.

L'effet des saisons peut être comparé à l'impression que produit sur l'homme le passage alternatif, soit brusque, soit gradué, d'un bain froid
dans un bain chaud. Une transition lente et
progressive habitue les organes aux nouvelles
fonctions qu'ils doivent remplir ; elle rétablit
l'équilibre et produit cette douce expansion, ce
délicieux sentiment de l'existence que nous éprou-
vons lorsqu'un printemps régulier amène, à la
suite des jours brumeux de l'hiver, une température graduellement sèche et sereine.

Dans une journée variable d'automne, un de
nos vigoureux villageois éprouve sans danger le
refoulement alternatif et dix fois répété de ses humeurs, de la circonférence au centre ; de même
qu'un robuste moscovite, au sortir d'une étuve
horriblement chaude, se roule impunément dans
la neige ; mais qu'un individu faible tente la
même épreuve, une congestion prompte s'opérera vers la partie que son organisation vicieuse
ou un excitement étranger détermineront ; la
réaction sera insuffisante et la phlegmasie d'une
partie interne ne pourra être évitée que par une
hémorragie salutaire.

Chaque changement de saison opère donc une

crise dont le danger doit se calculer non-seu-
lement d'après le temps présent et le temps qui
a précédé ; (*etenim non solùm interest quales
dies sint, sed etiam quales antè præcesserint*)
mais encore d'après l'idiosyncrasie du sujet. Avec
la température varie la victime ; un hiver sec et
froid, dans nos climats brumeux et humides,
diminuera la tendance maladive des corps mous
et lymphatiques, leur préparera la perspective
d'un printemps sain, et ajoutera au contraire à
la disposition inflammatoire d'un sec et nerveux
montagnard. D'où l'on peut conclure, d'abord en
particulier, que la saison saine pour l'un sera
mal saine pour l'autre, et puis en général, qu'on
ne peut réputer saine la température régnante,
qu'autant qu'elle s'accommode à la prédominance
du tempérament populaire.

L'application de ces principes est facile dans
un pays plat, constamment ouvert à tous les
vents, et où le déplacement de l'habitant à des
distances rapprochées, ne le soumet point à l'influence délétère d'une exposition atmosphérique nouvelle pour lui; moins commode dans le
terrain inégal et coupé de l'arrondissement de
Vire, où le voyageur, dans le même jour, parcourt autant de climats que de collines diverses,
où le laboureur, passant souvent de 7 en 7 ans
d'une ferme à une autre, n'a besoin de trans-

planter son ménage qu'à un demi-quart de lieue
pour échanger une situation australe avec une
autre toute opposée, ou bien la crète d'une montagne avec un bas-fonds humide, cette application, dis-je, ne trompera point l'observateur attentif à suivre le fil régulateur des principes généraux. Là, comme dans les belles plaines de la
Normandie, il pourra pronostiquer, d'après la
constitution passée et dans la supposition de telle
ou telle température future, le type caractéristique des maladies qui régneront, quel canton,
qu'elle portion de commune et même quelle espèce d'hommes seront principalement attaqués ;
puis enfin, s'élevant de ces considérations annuelles à des résultats généraux, il sera à portée
d'offrir un tableau perpétuel de la constitution
médicale du pays, dont les nuances variées se re-
produiront toujours à des intervalles plus ou
moins longs, avec les mêmes effets, lorsque la
main du physicien suprême remettra en jeu les
mêmes combinaisons.

LE PRINTEMPS.

Le retour périodique des équinoxes est marqué, sur mer par ses hautes marées, sur le continent par de grands vents et des tourmentes,
dans le règne végétal par l'expansion ou la concentration de la sève, dans tous les animaux par

le balancement interverti de leurs humeurs.

Ces phénomènes avaient fait dire au père de la médecine, « qu'il ne faut ni purger sans nécessité, ni brûler, ni inciser les parties voisines du ventre, que dix jours, après les équinoxes, ne soient passés. » (1)

Mais ces observations doivent être modifiées dans chaque latitude , suivant l'inégalité des lieux, l'abondance des eaux, et chaque année d'après la saison qui a précédé.

En Grèce, l'équinoxe d'automne était réputé le plus dangereux, parce que sous ce climat, chez des hommes à fibre sèche, un été brûlant avait sollicité l'action du système cutané, déterminé par ses pores l'exhalation de toutes les humeurs séreuses, desséché la fibre, diminué l'énergie des fonctions internes, notamment la digestion, et préparé lentement l'épuisement précurseur de l'état maladif. Les pluies équinoxiales avidement absorbées par des corps brûlés, portant avec elles et tous les miasmes contagieux et le relâchement, fixaient leur foyer irritant sur l'appareil digestif déjà en état d'excitation par l'âcreté de la bile ; elles déterminaient alors ces fièvres graves, appelées bilieuses - putrides, que

---

(1) Traité de l'air, des eaux et des lieux, trad. de Coray , vol. 1er., pag. 63.

nous observons aussi dans nos climats, après des étés chauds et pluvieux, et qui plus graves encore, soit aux Antilles, soit sur le continent américain, par l'excès des chaleurs jointes à l'humidité du sol marécageux, y portent le nom de fièvre jaune ou typhus d'Amérique.

Dans nos pays, sur nos hommes à fibre molle, l'équinoxe du printemps, par une raison contraire, mérite la funeste prééminence du danger.

La saison qui le précède, et dont le caractère habituel est déjà pressenti d'après la description donnée du sol, de ses eaux et de l'air, porte sur l'année entière son influence sanitaire.

Un temps sec avec belle gelée a-t-il privé le sol et les corps organiques de leur humidité surabondante? Le printemps et les saisons suivantes en ressentiront les heureux effets. L'hiver au contraire a-t-il été long, plus humide que froid, pourri, suivant l'expression vulgaire, (et tel on le voit presque toujours à Vire), l'équinoxe du printemps saisira les corps ou déjà malades ou dans l'état voisin de la maladie.

Un froid humide et pénétrant a relâché la fibre, diminué la force contractile du cœur et l'action du système artériel; le poumon, nourri d'un air hydrogéné et dépourvu d'électricité, n'a pu communiquer au sang en suffisante quantité, cet oxigène stimulant universel et principe géné-

rateur de la chaleur animale qu'entretient à son
tour le mouvement de la circulation ; la transpiration pulmonaire , au moyen de laquelle
l'homme vigoureux , à large poitrine , rejette par
abondantes bouffées , l'excédent de son calorique
et de sa sérosité , ne montre chez tous les individus faibles qu'une légère vapeur suppléée d'a-
bord par un surcroît d'action dans leurs muqueuses nasale , bronchique et vésicale. Bientôt la
peau , ce vaste dépurateur du système , ou refuse
le passage par ses pores crispés à la transpiration
cutanée , ou plus souvent encore n'est même pas
excitée par cette humeur excrémentitielle. Ce
fluide , non réduit à l'état de vapeur par insuffisance de calorique intérieur et atonie des organes vitaux , croupit sur la totalité du tissu muqueux qu'un auteur savant a déjà appelé notre
peau interne et qu'on peut encore qualifier l'é-
gout naturel des faibles. L'organisation se trouve
donc atteinte simultanément et dans ses solides
et dans ses humeurs ; les excrétions sont inter-
verties ; les membranes internes agacées par ce
reflux , macérées , pour ainsi dire , dans une sérosité exubérante , perdent leur ressort , cessent
leurs fonctions actives et amènent cette dégénérescence qui , à la fin des hivers ou au commencement du printemps , fait payer le tribut , sous
mille formes diverses , aux hommes débiles , aux

vieillards, aux femmes, aux enfans et à la multitude des corps lymphatiques de tout sexe et de tout âge.

L'étiologie des maladies printannières sera complète, si aux causes antécédentes nous ajoutons celles qui dérivent de la température de la saison.

Le printemps, dans l'arrondissement de Vire, n'est le plus souvent qu'un hiver prolongé, ordinairement même plus froid, plus venteux et pluvieux pendant le premier mois. En avril, les les vents d'ouest et de sud-ouest qui avaient régné, passent au nord ou au nord-est, et gardent cette station jusqu'à la fin de mai. La température est alors sèche, mais surtout variable, brûlante à midi, froide le matin, glaciale le soir.

Au commencement de juin, les vents soufflent du sud, et ce n'est que de cette époque que date la température douce et régulière.

Ainsi, succédant à un trimestre habituellement mouillé et froid, le printemps, sujet à des variations brusques et fréquentes, froid et humide lui-même dans son principe, sec et froid dans son milieu, doux seulement vers sa fin, réunit-il à lui seul plus de causes de maladies que toutes les autres saisons, et justifie-t-il grandement cette assertion pratique, qu'un mauvais temps, mais égal, est plus salubre qu'un beau temps variable.

Le rang que j'assigne au printemps dans la classification des saisons par ordre de salubrité, n'est pas conforme à l'opinion que le savant docteur de la Roberdière, mon compatriote, dont je me plais à retracer ici la mémoire, émet dans son Traité de la Scarlatine. L'erreur vient de ce qu'il établit son calcul sur des tables de mortalité, tandis qu'il me semble plus naturel de le baser sur le nombre des malades.

Pendant l'hiver, qui, selon cet auteur, est plus mal sain, la vie s'éteint chez le vieillard avec la chaleur, comme la feuille tombe par soustraction de la sève, et le nombre des décès s'en grossit, il est vrai. Mais la majorité des corps, heureusement disposée par les chaleurs de l'été et les jours habituellement beaux de l'automne, supporte, si j'ose m'exprimer ainsi, à l'aide de la santé amassée, comme la fourmi avec son grenier, les rigueurs d'un temps mauvais, mais égal. Plus tard les forces diminuant avec les provisions, tout languit, tout se traîne; on arrive au passage d'acclimatement, pauvre du temps passé; les variations répétées et subites de l'atmosphère, qui exigeraient une richesse grande de réaction, épuisent encore le fort et achèvent de ruiner le faible. Celui-ci, atteint dans tout son organisme,

sera en proie à une maladie générale. Son foyer
principal, fixé sur la partie qui est devenue le
centre passif des fluxions, affectera le système
muqueux et produira les fièvres de ce nom avec
leurs complications variées d'ataxie ou d'adynamie, de simples, de vermineuses. Celui-là, encore capable de résistance, n'éprouvera qu'une
congestion locale qu'on nomme, souvent mal-à-pro-
pos, plegmasie; elle aura lieu tantôt sur une membrane muqueuse, quelquefois sur d'autres systèmes dont le lieu, l'intensité, la complication,
dépendront du tempérament individuel, de
l'exposition de son habitation, du métier qu'il
exerce et de la température actuelle; toute la population enfin souffrira jusqu'à ce qu'une élaboration préliminaire ait mis les corps en har-
monie avec le temps présent.

L'ÉTÉ.

Pendant cette saison vraiment stationnaire,
les vents quittent peu le sud ou le sud-est. La
température est assez égale, quoique toujours
un peu froide le soir ou la nuit. Les chaleurs
du jour sont, ou tempérées par l'obstacle qu'un
terrain couvert et boisé offre à la pénétration
des rayons solaires, ou diminuées par la grande
quantité d'eau tenue en évaporation : aussi, l'influence des jours caniculaires y est-elle nulle.

La sérénité de l'atmosphère est toutefois troublée par des orages fréquens que les pointes des
collines, la multiplicité des arbres, la grande
quantité de vapeurs aqueuses attirent et fixent
sur ce canton. Les pluies accidentelles qui en
sont la suite favorisent la végétation dans un
sol toujours peu compact, souvent sablonneux,
qui perd son humidité avec autant de facilité
qu'il s'en pénètre.

Les bas-fonds progressivement desséchés, cessent de fournir des émanations délétères ; les endroits élevés jouissent d'un air rafraîchi et changé
par les vents ; les expositions boréales sont mieux
frappées par les rayons perpendiculaires du soleil ; l'exposition australe s'en garantit à l'ombre des bois.

Les eaux moins abondantes sont retenues dans
leur lit, et, loin de nuire, rafraîchissent l'atmosphère en absorbant du calorique.

L'homme partage tous les bienfaits de ce
Dieu du bien, réparateur des maux du Dieu du
mal, (l'hiver).

Le système cutané reçoit de nouveau l'excitement ; il se débarrasse des maladies de peau
dues à la transpiration supprimée. Le reflux du
centre à la circonférence s'établit, les muqueuses perdent l'excédent de la sérosité qui les abreu-
vait. Le jeu régulier de l'organisation animale

se fait sentir partout. Les digestions s'opèrent avec plus d'activité, leurs produits réparateurs raniment les organes affaiblis ; et la circulation, répartie également, porte la vie aux extrémités capillaires en même-temps qu'elle débarrasse les congestions internes.

Cette série de phénomènes ordinaires dans le Bocage pendant l'été , m'autorise à l'appeler notre printemps , de même que j'ai dit que celui-ci n'était pour nous qu'un hiver prolongé. L'été , proprement dit , nous manque, et avec lui, la classe des maladies graves qui en est le funeste attribut dans les pays méridionaux.

Une pratique étendue et longue m'a confirmé cette prééminence de salubrité , je dirais presque , cette exemption de maladies dans les mois de juillet, d'août et la première moitié de septembre.

Les exceptions sont rares , parce qu'elles tombent sur la classe forte qui est toujours et moins nombreuse et plus capable de résister à une température qui lui serait contraire.

Cependant après les vents de nord et du nord-est que nous avons vu régner à la fin d'avril , à l'instant des premières chaleurs de l'été, cette saison, saine pour la masse des habitans, trouvera des victimes sur les sites élevés , vers les expositions boréales , dans l'ardente jeunesse à fibre tendue et roide. Son sang déjà riche en coagulum, sans cesse alimenté par un chyle abondant et de bonne qualité, revivifié par un air pur et vif, recevra encore une dose nouvelle de calorique; les degrés de la chaleur naturelle, que la saison humide et froide tempérait agréablement, seront outre-passés. Alors le mal naîtra de l'excès du bien, l'incendie fébrile s'allumera, et l'on verra régner les fièvres angio-téniques. Des individus plus faibles arriveront au même but, l'un par l'abus immodéré et intempestif des liqueurs alkooliques, l'autre par la repercussion des humeurs vers le centre, en passant subitement d'un milieu chaud dans un air froid. Plus souvent encore, cette dernière circonstance donnera lieu à une vraie phlegmasie locale.

Un courant d'air froid frappe brusquement une partie du corps largement ouverte à l'exhalation, il absorbe une portion du calorique animal; aussitôt la sérosité qui était à l'état de vapeur aériforme se condense, elle reflue au moyen du tissu cellulaire, véritable éponge corporelle, et la phlegmasie se déclare là où cette nouvelle surcharge devient plus onéreuse, soit par un embarras antécédent, soit par le voisinage des foyers de chaleur, soit en raison de l'organisation des tissus.

5 *

Ainsi naîtront les pleurésies, les péripneumonies, les péricardites, les péritonites, etc., qui
seront ou purement inflammatoires ou compliquées de gastricité, tantôt muqueuse, tantôt bilieuse, suivant l'idiosyncrasie du sujet et l'influence de la constitution qui finit ou qui commence.

Enfin plus tard, l'augmentation de la chaleur,
l'exposition au soleil pendant la moisson con-
tinuant de porter l'action vitale vers la peau,
l'abondance des sueurs privera les membranes
internes de la sérosité nécessaire à leurs fonctions; des digestions imparfaites succéderont à
l'anoréxie et on rencontrera des embarras gastriques, dont l'étiologie et la nature différeront de
ceux qu'on voit pendant l'hiver, autant que le
nombre et le tempérament des malades.

Le sang dépouillé par la même cause de son
sérum arrivera à la veine porte, plus épais,
plus animalisé. La bile participera au vice de
la matière qui aura fourni à sa secrétion; elle
sera plus colorée, plus odorante, plus âcre; elle
excédera les besoins de la digestion languissante
et excitera les organes sur lesquels elle séjour-
nera. L'estomac, les intestins devenus le centre
des congestions irritantes seront atteints de gas-
trites, de cholera-morbus, d'iléus; ou enfin l'humeur peccante reportée dans le torrent de la
circulation,

circulation, ainsi que l'annonce la teinte jaune de tout l'organisme, produira, par sa présence étrangère à l'appareil sanguin, un surcroît d'action qui communiqué à toute la machine animale, l'amenera à cet état désigné par les uns sous le nom de fièvre bilieuse et appelé par les autres *entero-gastrique*. (1)

L'excès des boissons spiritueuses, de la bonne chère, une vie trop sédentaire ou trop active, seront quelquefois suivis des mêmes effets. Ils seront rares, parce que des abus particuliers ne peuvent contre-balancer l'influence salutaire d'une saison favorable à la masse de la population.

L'AUTOMNE.

Le parallèle déjà établi entre l'équinoxe d'automne en Grèce et l'équinoxe du printemps dans notre climat, retrouve ici son application en sens inverse; c'est-à-dire, qu'en raison de salu-

---

(1) Le nom de *fièvre bilieuse* est tiré de la cause principale de la maladie ; son symptôme essentiel a fait naître l'autre dénomination, mais il me semble qu'on devrait la réserver pour les cas où une forte concentration vers le système digestif détermine la phlogose de l'estomac, de quelques portions d'intestins, du foie, de sa vésicule, et souvent entraîne leur gangrene partielle.

6

brité, ce passage est pour nous ce qu'était pour Hippocrate celui du printemps.

L'air et le sol ont perdu leur influence délétère. Le tempérament lymphatique des habitans du Bocage s'est purgé pendant l'été de son excès d'humidité ; le jeu de l'économie animale dégagé des secousses d'un atmosphère sans cesse variable, a favorisé par sa régularité la nutrition et l'accroissement des forces.

Les vents et les pluies équinoxiales changent et rafraîchissent les colonnes d'air, balayent quelques fièvres bilieuses sporadiques, empêchent l'homme fort de succomber et ne suffisent pas encore pour alliter le faible.

Vers le milieu d'octobre les pluies cessent ; les vents du sud et plus souvent d'ouest qui ont soufflé pendant douze ou quinze jours, passent au nord et à l'est ; le temps redevient sec et serein, mais plus froid. Des gelées blanches, bientôt glaciales rendent les nuits froides et ramènent insensiblement les variations atmosphériques. L'acclimatement est doux et graduel pendant les mois d'octobre et de novembre, qui très-souvent nous donnent les plus beaux jours. Enfin, dès le commencement de décembre reparaissent les vents d'ouest et avec eux le froid, l'humidité, la pluie, tristes avant-coureurs de nos longs hivers qui datent de cette époque.

L'exposé du temps passé et du temps présent fait augurer favorablement de l'état sanitaire de l'automne; cependant l'influence déjà sensible de l'avenir et quelques circonstances locales, font pencher la balance du mal et ne donnent à cette saison que le second rang en salubrité.

Au début, l'humidité chaude s'insinue facilement par les pores cutanés ouverts à une transpiration abondante, elle porte l'irritation dans leur tissu et favorise l'apparition de divers exanthêmes, parmi lesquels j'ai remarqué plus souvent le zôna. La scarlatine, maladie endémique, reparaît plus fréquemment compliquée du type constitutionnel.

Aux premières variations atmosphériques, la peau sensible à l'impression nouvelle du froid, éprouve souvent la phlegmasie nommée érysipèle.

Le même excitement sur la conjonctive produit une opthalmie, aux personnes exposées à l'ardeur du soleil ou à la poussière.

Une angine gutturale, une gastrite, une entérite attaquent l'homme de travail aussi peu vêtu le soir et la nuit qu'au milieu du jour, buvant malgré l'évaporation cutanée la plus abondante, et l'eau froide et un cidre parfaitement aigre, enfin se couchant sur la terre aux expositions les plus boréales.

Ces affections locales se rencontrent plutôt chez le laboureur épuisé par les fatigues de la moisson. Elle portent l'empreinte de la constitution bilieuse æstivale, et cèdent aux mêmes moyens.

L'organisme bien disposé par la saison précédente, succombe rarement aux maladies générales. On voit peu de fièvres intermittentes ; elles sont éparses çà et là chez les habitans des bas-fonds, des bords de la rivière, parmi les ouvriers ou foulons ou papetiers qui travaillent continuellement dans un atmosphère humide ; les plus graves sont apportées par les tailleurs de pierre qui ont passé l'été aux travaux de Cherbourg ou dans la Vendée.

Le passage automnal moins fécond en maladies aiguës, aggrave promptement quelques affections chroniques. Le vieillard catarrheux, la femme leucorrhéïque, le phthisique pourront succomber sous le poids de la surcharge subite des membranes muqueuses anciennement entachées.

Le froid ennemi des nerfs, comme l'observe Hippocrate, ramenera à sa première apparition, la classe des névroses.

Les phlegmasies musculaires, fibreuses et sinoviales, rappeleront au goutteux et au rhumatisé leurs douleurs.

Enfin quelques diarrhées, des affections vermineuses chez les enfans, dues tantôt à l'emploi
d'un blé mal sec, à l'usage prématuré des cidres
que la fermentation n'a point encore dépouillé de
leur moût, tantôt à l'abus excessif des pommes
pendant les années d'abondance, viennent com-
pléter le catalogue des indispositions que la température déjà moins saine de l'automne, secon-
dée par l'influence pernicieuse de l'hiver, trans-
formera bientôt en maladies graves et multipliées.

L'HIVER.

Pendant l'été et l'automne, les feux du soleil
ont contre-balancé avec avantage les dangers de
la localité ; depuis l'équinoxe, les bienfaits ont
diminué avec l'obliquité croissante des rayons
de l'astre calorifère.

Dès les premiers jours de décembre et souvent
plutôt, le refroidissement atmosphérique a occasionné d'épais brouillards ; les vents d'ouest ont
ramené, avec quelques flocons de neige, des
pluies abondantes qui continuent jusqu'après le
solstice d'hiver, et pénètrent les corps d'une humidité froide.

Les fièvres bilieuses, dont l'invasion ou la
solution ont été tardives, se compliquent d'adynamie et deviennent souvent funestes.

L'asthmatique, le vieillard , au milieu de cet
atmosphère humide, ne peuvent plus trouver
sous le petit volume d'air qu'ils inspirent assez
d'oxigène pour contribuer à l'hématose. La circulation et les excrétions languissant, les cavités des membranes séreuses , deviennent le siége
de divers épanchemens.

La femme faible, l'enfant, ont déjà dû au reflux sur le système muqueux, l'une un catarrhe ,
l'autre une attaque de croup.

Chez le plus grand nombre, l'impression portée sur les nerfs de la face , a produit des ne-
vralgies dentaires ou acoustiques.

Au commencement de janvier, les vents passent au nord ou au nord-est , l'atmosphère s'é-
claircit, l'air devient froid et dense. Une belle
gelée suivie peu après de neiges , continue rarement jusqu'à la fin du mois, et souvent cesse
au bout de quelques jours.

De sa durée plus ou moins prolongée , dépend
la constitution médicale annuelle de l'arron-
rondissement de Vire.

En effet, le terrain est inégal, coupé de collines et montagnes , très-boisé, penché et dé-
couvert à l'ouest.

La quantité de sources , ruisseaux et rivières
présente une surface d'eaux très-étendue.

L'air est humide , froid et variable.

Le tempérament des habitans est varié autant que le sol et l'air; mais l'enfance, la vieillesse et le sexe féminin augmentent la proportion des lymphatiques.

Un hiver sec et long desséchera le sol, la masse d'eau ne sera point augmentée par les pluies, l'air acquerrera de la densité en raison du froid.

La fibre organique moins abreuvée d'humidité, se tendra ; le poumon puisera à large dose dans l'atmosphère sec et électrique, l'oxigène réparateur du sang et de la chaleur animale. La circulation activée soutiendra, malgré le froid, la transpiration pulmonaire et cutanée, et le dégagement du calorique sera ainsi, tour à tour effet et cause de santé.

La digestion prompte et facile, fournira en abondance à ce surcroît d'action vitale. Le faible animé d'une énergie qui lui était inconnue, triomphera de la saison ennemie, fera une ample provision de courage pour braver les intempéries futures, et la constitution propice à la masse, sera réputée saine.

Au milieu de ces avantages généraux, la classe forte payera sa dette. L'homme de travail pourra éprouver un refoulement des fluides vers le centre, et souffrir ou d'une phlegmasie aiguë, ou d'une fièvre dite *angio-tenique*.

Chez l'homme de cabinet, chez le vieillard

pléthorique, chez le grand mangeur, la balance
d'assimilation l'emportera sur celle des excrétions et l'un succombera à une apoplexie foudroyante; tandis que l'autre suivra les chances
ordinairement heureuses d'une maladie inflammatoire.

Une température opposée sera réputée mauvaise, parce qu'elle ajoutera à l'inclémence climatérique et nuira au plus grand nombre. Ce
sera alors que le système muqueux, suppléant
né de la peau pendant l'hiver, deviendra le théâ-
tre du mal, qui, comme un autre Prothée, chan-
gera de forme et de siége sans changer de nature.

L'ordre à voulu que j'en traçasse d'avance le
lugubre tableau à l'article du printemps, parce
que dans nos climats froids et humides, la constitution hiémale prolongée, n'atteint son dernier
période d'accroissement qu'en avril, et que l'é-
tiologie de cette dégénerescence pituiteuse, devant plutôt se déduire de la saison passée que
de la saison présente, il me fallait anticiper sur
la description de l'hiver.

DES MALADIES ÉPIDÉMIQUES.

J E viens de peindre la succession habituelle des temps , et j'ai cru rendre le tableau plus animé par l'énumération simultanée des phénomènes morbides qui l'accompagnent ; mais si l'ordre a été interverti , si la température de l'été s'est fait sentir dans le printemps , alors les maladies d'une saison ont dû régner dans une autre , *prout eva-riaverit anni tempestas , similes aut dissimiles erunt morbi qui in hâc tempestate fiunt.* (1)

L'histoire de cette variation intempestive pen-dant dix-huit ans offrirait des répétitions fasti-dieuses et excéderait les bornes de mon travail ; je rapporterai seulement les changemens les plus insolites , et dont l'influence a été principalement funeste à la population.

ANNÉE 1803 OU AN XII.

Cette année offre le contraste le plus frappant avec les observations annuelles de ma pratique ; elle doit en conséquence obtenir notre première attention.

(1) Hippocrate *de humoribus.*

L'hiver de l'an 1803 fut constamment humide, souvent pluvieux, très-peu froid et comparable à celui de 1818. Les vents soufflèrent presque toujours du sud ou de l'ouest.

Au milieu de mars, le printemps s'annonça avec tous ses attributs, ciel serein, température égale, douce et même chaude, vent sud, végétation hâtive.

A la fin du mois, vents nord-est et belle gelée.

Dans les derniers jours d'avril, vents du sud et pluie chaude; cette station douce et humide ne cessa plus que vers le solstice d'été. Alors la température devint variable, froide la nuit, le matin, le soir, et brûlante à midi. Bientôt survinrent des chaleurs sèches, mais aussi fortes que subites; elles furent de courte durée, et dès le quinze juillet, une pluie chaude et australe reparut pour continuer le reste de l'été. Enfin l'automne, moins chaud, mais toujours pluvieux, ne jouit des vents du nord qu'au commencement de décembre, et leur durée fut à son tour et longue et froide.

MALADIES.

Le trimestre hiémal ne fut caractérisé que par quelques congestions sur les membranes muqueuses, et un petit nombre de pirexies compliquées de la même diathèse et répandues sporadiquement dans le pays , l'hiver fut moins mal sain , parce que sa température fut plus égale.

Les chaleurs précoces du printemps favorisèrent le développement de quelques fièvres gastriques simples et le retour des intermittentes mal jugées à la fin de l'automne. Le temps sec et la belle gelée qui succédèrent promptement ne permirent point aux affections bilieuses et printannières de s'ancrer et balayèrent le reste des catarrhes plus efficacement que tout l'appareil pharmaceutique.

Enfin la température humide , mais douce et égale qui se fit sentir presque jusqu'à la fin du printemps, donna à cette saison , si variable dans notre climat, la salubrité de l'ancienne Grèce, et lui mérita , cette année , le rang qu'Hippocrate lui assignait.

Le système cutané, extrêmement relâché, placé, pour ainsi dire, dans un bain légèrement tiède , ouvert à tous les genres d'absorptions excitantes , servit d'émonctoire. Les fièvres éruptives , les exanthêmes furent à la mode. L'éruption la plus commune fut l'urticaire , qu'on porta souvent debout ; le zôna fut plus fréquent que je ne l'aie jamais vu , mais toutes ces maladies prirent l'empreinte de la bénignité.

Au contraire , les variations brusques et fréquentes de l'atmosphère vers le vingt juin , don-

nèrent, dès le début, au trimestre æstival, ordinairement le plus salubre pour nous de toute
l'année, un caractère de malignité qu'il conserva
jusqu'à la fin.

En commençant, l'impression subite et alternative du froid sur les pores de la peau béants à l'exhalation, détermina un reflux intérieur, manifesté
chez l'homme fort par une phlegmasie des séreuses
thorachiques, chez le faible par un épanchement
dans les cavités que ces membranes tapissent. Ici
le système musculaire, là le muqueux portait le
fardeau, et le nombre des malades pendant les
quinze derniers jours de juin, excéda tout ce que
le printemps avait fourni.

Enfin, la chaleur extrême qui se fit sentir au
commencement de juillet et les pluies qui tombèrent pendant le reste de l'été, ne prouvèrent
que trop la vérité de ce pronostic du traité de
l'air, des eaux et des lieux.

« Après un printemps pluvieux et austral, il
» faut nécessairement que l'été occasionne des
» fièvres, etc. Ces maladies seront courtes, si
» l'été est sec, longues, s'il est pluvieux. »

Pendant toute cette constitution éminemment
australe, l'abondance et surtout l'âcreté de la
bile fixèrent le foyer d'irritation sur la muqueuse
digestive, et le canton de Vire fut inondé de
fièvres entero-gastriques; leur type le plus ordi-

naire était le continu, plus tard il devint rémittent et quelquefois intermittent dans l'automne.
L'idiosyncrasie du sujet déterminait le genre de
complication, l'ataxique ou l'adynamique. Mais
toutes ces fièvres furent longues, difficiles à se
juger et suivies de convalescences pénibles. *Si
œstas sicca, breves; si humida, longœ.*

A cette intempérie générale, la ville de Vire
joignit un autre fléau.

Sa prison, mal percée, ouverte seulement aux
vents d'ouest, constamment chauds et humides,
se trouva encombrée de soldats malades, incapables de continuer leur route d'évacuation.

La grande chaleur atmosphérique, le défaut
d'air et d'exercice, la malpropreté, la mauvaise
nourriture, l'entassement des hommes, l'anéantissement de leurs facultés morales, la prédisposition,
tout contribua à développer et à propager la contagion dans cet asile du malheur. Bientôt des fièvres
gastriques, simples dans une autre circonstance,
menacèrent de prendre le caractère de fièvre
typhode. Prisonniers anciens et nouveaux s'alitè-
rent; enfin le mal commençait à s'étendre au-
dehors lorsque le maire qui existait alors, M. du
Boscq de la Roberdière, le coupa à sa racine; ad-
ministrateur zélé, il trouva les moyens de vider
la prison entière; médecin habile, il la disposa

promptement pour de nouveaux hôtes, en la désinfectant au moyen des fumigations d'acide muriatique oxigéné.

La mortalité fut loin de suivre la progression du nombre des malades. En juillet et en août, il n'y eut dans la ville, sur une population de 7000 habitans, que 19 décès, et quelques-uns furent dus à d'autres causes qu'à la maladie régnante.

Mes notes pour l'année 1803 ne m'offrent aucun fait relatif à l'épidémie qui diffère de l'histoire des fièvres entero-gastriques dans leurs divers degrés ; mais j'y trouve le détail d'un accident consécutif d'autant plus digne d'attention, qu'il se rencontre souvent dans la pratique.

OBSERVATION.

Une fille de la commune de Talvende, âgée de trente ans, faible et d'un tempérament lymphatique, parcourt, pendant le mois de juillet, les temps d'une fièvre gastrique simple.

Dans le cours de sa convalescence, la malade se réveille avec perte de la vue. On réclame mes soins.

Aucun nuage, aucune cicatrice n'obscurcissaient la cornée transparente, le cristallin n'était point opaque, la pupille était médiocrement dilatée, l'organe de la vue était sensible à l'impression de la lumière. Je ne désespérai donc pas de guérir cette amaurose imparfaite et toute récente.

La saburre de la langue, l'anorexie et la né-
gligence de tout purgatif après la fièvre indiquaient l'embarras gastrique comme cause essentielle, et dirigeaient le traitement.

Dès le lendemain, un émeto-cathartique purgea
abondamment haut et bas. J'appliquai un séton
à la nuque et je prescrivis pour chaque matin une
demi-once de tartrite acidulé de potasse, avec
addition d'un grain de tartre stibié. Deux nouveaux vomitifs, l'un le 12e. jour, l'autre le 20e.,
procurèrent le soulagement de la tête, le réveil
de l'appetit et de la sensibilité des yeux. Le 22e.
jour, la malade put distinguer les arbres à des
distances éloignées.

Pour consolider la guérison je prescrivis l'usage
long-temps continué des pilules de richter, l'exposition des yeux a la vapeur du carbonate d'ammoniaque et la répétition du vomitif à des ins-
tances éloignées.

Réflexions.

L'explication des phénomènes est facile : La
présence de la saburre et dans l'estomac et dans
les intestins grêles fut la cause irritante du système nerveux de ces parties, l'influence sympathique paralisa le nerf optique.

Les vomitifs enlevèrent la cause ; les purgatifs

agirent dans le même sens; le séton produisit une contre irritation.

Il n'y avait point de fièvre; la sur-excitation de la muqueuse digestive par les vomitifs n'était point à craindre, elle libérait une partie plus importante; cette médication ne trouvera donc aucun contradicteur.

Mais je suppose la même congestion sur l'appareil digestif compliquée d'exaltation fébrile; attendrai-je pour enlever la cause un moment de détente procuré par les antiplogistiques?

C'est ici le cas de l'épine enfoncée dans un doigt, je l'arrache et je n'ai pas besoin de sangsues. Telle fut la pratique de Stoll, de Corvisart et d'une foule de médecins judicieux, à l'aide de laquelle ils ont, tant de fois et sans danger, arrêté, par un vomitif, une fièvre bilieuse à son début, bien plus efficacement qu'avec la méthode indirecte des saignées générales ou locales. Leur place est indiquée lorsque le premier moment est manqué, lorsque déjà l'effet est plus à redouter que la cause et chez des sujets qui offrent des forces radicales; plus tard, ou lorsque l'individu est faible, il faut tenter l'élimination et de la cause et de la phlegmasie par des boissons délayantes, acidulées, légèrement laxatives. Toute saignée serait intempestive; sans remédier à l'accident local, elle conduirait à la prostration générale,

nérale , et accélérerait la gangrène. *Occasio praeceps , judicium difficile.*

Ier. TRIMESTRE DE L'ANNÉE 1806.

GRIPPE ET COQUELUCHE ÉPIDÉMIQUES.

L'an 1806 s'annonça par une étonnante variabilité dans les vents et dans la température. A ces préludes sinistres, succédèrent des météores extraordinaires dans la saison.

Le huit janvier, nous eûmes tempête, tonnerre et pluie. Cet état de crise dura le 9, le 10, le 11, et se jugea le 12 par un orage épouvantable, pendant la nuit.

Un demi calme remplaça la tourmente. La station des vents au sud fut plus constante jusqu'à la fin de février.

Néanmoins, la température manifesta la même disposition à l'irrégularité ; malgré la pluie dominante, on vit chaque jour des lueurs de beau temps, une apparence de gelée et des flocons de neige.

Un brouillard épais, depuis le 23 février jusqu'au 27, vint accroître l'intempérie de la saison. Les vents passèrent au nord et y restèrent jusqu'au 12 mars. Le temps fut froid, mais encore tantôt à la pluie, tantôt à la gelée : le reste

du mois offrit une température plùs régulière,
pluvieuse et quelquefois orageuse.

L'anomalie du temps dut opérer le même résultat dans la santé de la population.

Pendant tout ce trimestre, les affections ca-
tarrhales furent multipliées ; mais le nombre des
malades augmenta en mars : après les brouillards
qui régnèrent à la fin de février et auxquels succéda le vent de nord, tantôt pluvieux, tantôt
sec, l'organisme fut lézé dans ses fonctions vitales. Le peuple frappé simultanément et à l'im-
proviste, qualifia du nom générique de grippe,
les phénomènes morbides qui l'attaquaient. Le
médecin judicieux ne vit dans l'infiltration œdemateuse de la conjonctive palpebrale, dans le
coriza, l'otite, l'angine gutturale, laringienne et
le catarrhe pulmonaire qu'une plegmasie des membranes muqueuses, produite par une identité
de cause, sur un tissu identique, dont les effets
variaient en raison des fonctions de la partie
malade.

Ici, larmoyement incommode, et impossibilité
d'entr'ouvrir les paupières ; là, éternuement fréquent et écoulement continuel de sérosité par le
nez ; chez l'un, douleur vive à l'oreille, tinte-
ment et surdité ; chez l'autre, déglutition difficile, plus souvent encore, chatouillement ré-

pété dans le larynx, chaleur âcre dans le trajet des voies aériennes, toux sèche, quinteuse, agaçante pour le patient et les spectateurs.

Les symptômes généraux se manifestèrent sur le système sensitif par une stupeur indicible, sur le système moteur par l'accablement et la lassitude : l'horripilation, le frisson, puis un mouvement fébrile de réaction du centre à l'extérieur, caractérisèrent le trouble de la circulation.

Cette dernière série fut plus rare que la première, parce que l'infection fut plus souvent locale et instantanée.

La fièvre accompagna surtout les phlegmasies du larynx ou de la muqueuse pulmonaire, dont l'étendue et les rapports avec les principaux foyers de la vie, favorisaient et la communication transitoire et le trouble général.

Dans quelques cas, la periphérie cutanée fut atteinte la première, par la variation brusque et répétée de l'atmosphère. Une phlegmasie, alors consécutive, était due au transport métastatique de la secrétion excrémentitielle, ou sur un organe affaibli, ou sur une partie déjà en état d'excitation par le principe délétère répandu dans l'air.

Le relâchement du système muqueux par l'humidité froide, son dessèchement subit par l'ari-

dité des vents du nord, le trouble entier de l'é-
conomie animale par ces secousses alternatives,
m'apparaissent comme autant de causes prédisposantes qui, à la longue, amenaient les corps
à cet état de dépérissement précurseur de la maladie; j'admets encore que leurs effets pouvaient
simuler à l'avance les symptômes de l'épidémie, les aggraver pendant son règne et en multiplier les victimes; mais toujours devons-nous
voir la cause prochaine du fléau qui fondit sur
la population, au commencement de mars, dans
un âcre *sui generis*, dont l'impression entacha à
l'instant la partie touchée, qui ne respecta guéres
plus le fort que le faible, dont nous connaissons
mieux les désastres que la nature, et auquel les
brouillards de la fin de février servirent, cette
fois, de funèbre véhicule sur les membranes muqueuses en contact avec l'air extérieur.

L'épidémie fut bénigne : presque toujours la
maladie était locale. La gravité marcha sur les
traces des symptômes généraux, et la complication constitutionnelle fit quelques ravages dans
la classe faible.

Le traitement fut souvent nul; le peuple traîna
sa grippe, sans soins. Le repos dans les maisons,
des fumigations tièdes adaptées à la partie souf-
frante, des boissons diaphorétiques suffirent dans
les cas simples. Les individus forts eurent besoin

qu'on diminuât localement la pléthore sanguine, par l'application des sangsues autour de l'oreille, de la gorge, de la poitrine. Rarement la saignée générale fut indiquée. Plus souvent des embarras gastriques et pituiteux réclamèrent un vomitif, qui toujours abrégea la durée de la maladie. Elle se jugea chez un petit nombre par les sueurs, plutôt par une évacuation de mucus nasal ou guttural, devenu jaunâtre et épais; les grands malades eurent une diarrhée salutaire par excitement succédané de la muqueuse intestinale, et il fut avantageux de la solliciter avec des purgatifs doux.

Le meilleur moyen prophylactique, était de garder la chambre. Celui qui me réussit personnellement, quoique toujours à cheval, fut un punch léger. Partout je trouvais une tasse d'eau chaude, un morceau de sucre ou de miel et deux cuillerées d'eau-de-vie. J'usais de ce remède et je le conseillais autant pour éviter les rechutes, que pour prémunir contre l'attaque.

L'épidémie catarrhale donna fréquemment lieu à une coqueluche consécutive; quelquefois celleci fut essentielle; dans tous les cas, elle survécut à son aînée.

La propagation de cette seconde maladie, fut-

elle due à l'impression de l'air vicié, sur les voies
aériennes, par contact immédiat? Eut-elle lieu
immédiatement à la suite de l'effet des variations.
atmosphériques sur l'organe cutané? Enfin, se
communiqua-t-elle par contagion?

Si ces questions sont à-peu-près indécises dans
tous les traités sur la coqueluche, c'est que chacun conclut d'après ce qu'il voit. Delà les opinions diverses, puis les doutes et la réproduc-
tion indéfinie des mêmes demandes.

Quand dans un même pays, sous la même
influence atmosphérique, des enfans d'âge, de
sexe, de tempérament divers, sont simultanément atteints de coqueluche, quand on voit la
proportion des malades être double parmi ceux
abandonnés à l'intempérie de l'air, il est impossible de nier que la coqueluche se propage par
contact immédiat du virus délétère, en expansion dans l'air.

Mais si l'on admet qu'un catarrhe puisse être
le résultat d'une transpiration repercutée sur la
muqueuse pulmonaire, si dans l'épidémie dont
je parle, diverses coqueluches ont succédé à la
première affection, s'il est vrai que la coqueluche essentielle, dans sa première période, simule toujours cette phlegmasie, pourquoi ne pas
reconnaître que dans une même épidémie, on

rencontre aussi des coqueluches consécutives à l'impression du froid sur la peau. (1)

Pour éclaircir la dernière question, rappelons-nous la division naturelle de la maladie en trois périodes, l'inflammatoire, la spasmodique et l'a-dynamique. L'état mitoyen est bien une névrose; or les ouvrages fourmillent de faits qui attestent que les maladies de cette classe se communiquent par imitation, par exemple, l'épilepsie, la chorée, etc. Les observateurs avouent que les enfans rassemblés pendant la coqueluche, toussent plus souvent. Personne n'entend leur toux sifflante et quinteuse, sans éprouver un agacement nerveux. Donc l'on est autorisé et par observation et par analogie, à admettre la contagion imitative dans la coqueluche.

Ces trois modes de propagation expliquent la multiplicité des malades pendant ce genre d'épidémie.

Quand la contagion a lieu par imitation, la période d'inflammation devrait manquer, et la maladie débuter par les symptômes nerveux. Je n'ai observé qu'un seul fait qui prouve cette as-

(1) J'ai même vu des exemples ou la maladie quoiqu'évidemment produite par la contagion de la coqueluche, n'a jamais pris d'autre forme que celle d'un catarrhe ordinaire. (Cullen, méd. prat., pag. 391, vol. 2.

sertion, et je le rapporterai à la fin de cet article. Dans cette hypothèse, le siége de la maladie
serait sur le diaphragme avant tout, tandis qu'il
me semble que dans les autres cas, l'affection
commence par les conduits aériens, et n'arrive
au diaphragme que par succession descendante.

Dans le traitement, j'ai toujours su me dé-
fendre de ces spécifiques plus profitables à leurs
inventeurs qu'aux malades. La médecine raisonnée du symptôme fut ma boussole.

Dans le premier temps, je conseillais des
boissons adoucissantes, souvent un vomitif lorsque l'anoréxie ou l'abondance des amas visqueux
annonçaient la maladie sympathique de l'estomac. Plus tard, chez les enfans pléthoriques,
je prévenais la congestion pulmonaire ou cérébrale, par des sangsues à la poitrine ou aux régions temporales. Un mélange de sirop de guimauve et de diacode, le musc lorsqu'il m'était
possible de le donner, combattaient les accidens
nerveux, la liberté du ventre était entretenue
au moyen des lavemens ou du muriate de mercure doux mêlé au musc. Dans la période de dé-
croissement, le lait coupé avec le quinquina,
m'a toujours paru et mieux nourrir et mieux
fortifier l'enfant épuisé. Quelquefois un vésicatoire était appliqué lorsque la toux persistait, et
quand l'idiosyncrasie du sujet me faisait redouter une phthisie ultérieure.

OBSERVATION.

Une demoiselle de la ville de Vire, âgée de vingt ans, d'un tempérament plus nerveux que sanguin, héréditaire, avec des nuances diverses, chez tous les membres de sa famille, commença dans les derniers jours de janvier 1806, une fièvre catarrhale. La gravité de la maladie essentielle reçut, dès le 3ᵉ. jour, un accroissement par la rupture d'un kiste purulent situé, selon toute probabilité, dans une des cavités thorachiques. La malade expectora pendant quarante-huit heures et beaucoup de pus et divers débris de matière organique. Nonobstant cet épiphénomène et quelques chances étrangères à mon sujet, la convalescence commença. Cette demoiselle descendait depuis trois jours dans une boutique, pour y passer une ou deux heures. Le 8 mars, elle est prise subitement d'une toux convulsive, avec inspiration sifflante, expectoration assez libre et duement caractéristique de la coqueluche.

Dès le même soir, une sœur de la malade, âgée de dix-huit ans, forte et vive, d'un tempérament nervoso-sanguin et soumise dans le moment au flux menstruel, est atteinte des mêmes accidens que son amie qu'elle soutenait dans ses bras.

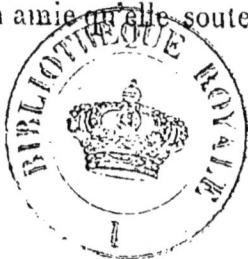

BIBLIOTHEQUE ROYALE

Pendant la nuit, toux imitative et conversation extravagante entre les deux malades couchées dans le même appartement.

Le lendemain elles sont séparées; l'une reste au premier étage, l'autre est portée au second. Si les portes étaient ouvertes et qu'une malade eût une quinte de toux, l'autre y répondait à l'instant. Même désir; même répugnance pour un médicament; délire sans fièvre et par intervale. Le cinquième jour, d'un étage à l'autre, entretien frénétique entre les deux malades, par demandes et réponses prononcées d'une voix forte et sonore, au point d'être entendues des voisins.

Pendant douze jours, persévérance des mêmes symptômes, toux presque continuelle, apirexie, délire momentané.

Chez la jeune, application des sangsues, boissons et juleps narcotiques, camphre et musc, tout est infructueux. Même insuccès pour l'ainée, dont l'épuisement antérieur contre-indiquait la saignée, et à laquelle j'appliquai plusieurs vésicatoires.

Solution de la maladie, pour la première, par un épistaxis, le 13e. jour. L'autre fut calme le 14 et le 15. Le 16, névrose métastatique sur l'épigastre. Vomissemens convulsifs qui résistèrent aux irritans externes et aux calmans à l'intérieur. Au bout de quelques jours, la malade supporta deux ou trois cuillerées de vermicelle au lait. De temps en temps le vomissement reparaît ; enfin, à l'aide de son potage, elle regagne assez de force pour sortir et se livrer à des occupations légères. Insensiblement l'estomac s'habitue à la nourriture commune ; mais la névrose de la digestion a pris racine, elle s'est fréquemment annoncée avec une nouvelle violence. Les sangsues à la vulve, des saignées légères ont seulement apporté un soulagement momentané. Au bout de quelques années, le mariage, en changeant le siége de l'excitation nerveuse, a été le remède souverain.

S'il me fallait appuyer la possibilité de la contagion imitative dans la coqueluche, je citerais l'exemple tout récent d'une autre névrose contractée par le même mode, dont la publicité et les récits mensongers éveillèrent l'attention des autorités.

En mars 1819, un jeune garçon et une jeune fille de la commune de St.-Contest près Caen, se trouvent dans un cabaret. On leur offre quelques verres de cidre, qui sont bus dans le même vase.

Après diverses agaceries, la tête échauffée de boisson et le cœur plein d'amour, ces jeunes gens sortent et vont ensemble dans une étable vaquer à leur travail. Peu d'instans après, on les trouve couchés par terre et livrés tantôt à des gestes ridicules, tantôt à des convulsions horribles.

Quelqu'un jette légèrement le soupson sur une sophistication malicieuse du cidre. Le bruit s'en répand ; les accidens bizarres, qui persistent trente-six heures, appuyent la première idée ; les sorciers d'alentour l'accréditèrent encore, et exercèrent chacun leur exorcisme. La population entière veut voir les possédés, dont la renommée grossit les extravagances. L'autorité supérieure charge le médecin des épidémies, M. Raisin, praticien distingué de la ville de Caen, de lui rendre compte des faits.

Il résulte de l'information que la liqueur n'a point été sophistiquée, et que l'amour fut le charme malin.

Les deux malades étaient sur le point de se marier ; le garçon avait déjà éprouvé quelques accès épileptiques ; la fille était vive et alègre. Le système nerveux excité dans le cabaret a pu recevoir, par un contact immédiat, ultérieur, un nouveau degré d'exaltation. Un accès d'épilepsie a eu lieu chez le sujet prédisposé, et une hystérie épileptique, *imitative*, s'est manifestée chez l'autre ; ou *vice versá*, l'hystérie a donné la première impulsion.

Les propos des assistans, la curiosité publique,
le séjour des deux convulsionnaires à côté l'un
de l'autre, sur le même grabat, entretinrent cette
espèce d'érotomanie qui s'est dissipée sans les
secours de la médecine.

ANNÉE 1809.

ÉPIDÉMIE DE LA GRAVERIE.

TYPHUS PÉTÉCHIAL ÉPHÉMÈRE.

L'automne de l'année 1808 avait été sec et
beau. La récolte abondante des pommes, qui
succédait à quelques années de disette, fit boire
les cidres avant la fermentation.

En janvier 1809, des gelées peu intenses
furent accompagnées de beaucoup de neige; les
vents furent alternativement au nord et au nord-
est.

Février fut constamment pluvieux et peu froid;
les vents du sud et plus souvent du sud-ouest
régnèrent.

En mars, il plut encore beaucoup, pendant
les premiers jours. Le vent soufflait du sud, la
température était douce, les ruisseaux et rivières avaient quitté leur lit, les bas-fonds étaient
inondés.

Dès le 10, les pluies avaient cessé, et les

vents étaient restés au sud. Bientôt le temps s'éclaircit ; un soleil et une chaleur inopinée, dont nous ne jouissons que rarement, même à la fin de mai, desséchèrent rapidement les terrains submergés. Les nuits étaient froides et les rosées fortes.

La population presque entière de l'arrondissement soumise aux mêmes influences défavorables, (la boisson des cidres non fermentés, l'humidité peu froide de l'hiver, l'évaporation subite des eaux, les émanations miasmatiques), n'éprouva aucune atteinte. Le trimestre d'hiver offrit les affections muqueuses endémiques dans le pays; elles ne furent ni nombreuses ni graves; la beauté précoce du printemps prévenait la chute des santés chancelantes, et hâtait les convalescences.

Deux bourgades seules furent victimes.

A une lieue et demie, au nord-ouest de la ville de Vire et sur les bords de la rivière de même nom, dans un sol argilleux et d'excellent rapport, s'élèvent en amphithéâtre deux villages, la Graverie, en pente à l'ouest, et Etouvi, en pente à l'est ; le premier peut avoir cinquante feux, et le second trente ; une grande route les traverse, et un beau pont leur sert de communication.

Les deux rives de la rivière sont bordées, en

deçà et en delà des bourgades, de prairies plus longues que larges, où l'eau, une fois débordée, séjourne dans quelques mares et se dissipe par l'évaporation.

C'est dans ce beau site, habituellement fort sain, que se développa, à la fin de mars, une épidémie aussi rapidement meurtrière qu'heureusement elle fut courte et circonscrite.

J'en copie les caractères dans le rapport que j'adressai alors à M. Asselin, sous-préfet de l'arrondissement, dont le pays a souvent regretté l'administration paternelle, et auquel les pauvres de la Graverie doivent des remercîmens pour les soins de tout genre qu'il leur prodigua pendant ce temps désastreux.

Rapport.

La maladie qui règne au bourg de la Graverie et dans les villages environnans, n'exerce guères son ravage que sur les enfans.

L'invasion est brusque et subite. Le matin ou le soir, au sortir du travail ou du jeu, l'enfant est saisi d'un froid vif. Il éprouve une douleur violente dans une partie du corps, le plus souvent dans un bras; elle est fugace.

Le vomissement, soit de matières alimentaires, soit de mucosités et de bile poracée, se manifeste; la soif est souvent nulle; la tête devient doulou-

reuse ; le ventre éprouve des tranchées, quelquefois suivies d'évacuations colliquatives, d'autres
fois de constipation et de météorisme ; le délire
est souvent prompt ; la fièvre est nulle, ou ne
survient qu'à la fin ;

La peau se couvre presque toujours de larges
pétéchies, mais seulement aux derniers instans
de la vie ; enfin la mort a lieu au bout de neuf,
douze ou vingt heures.

L'affection n'est point contagieuse. Dans une
maison composée de plusieurs enfans, un seul,
souvent, est atteint, et périt ; dans le même
moment, à une demi-lieue plus loin, un autre
enfant éprouve le même sort ; le plus fort est la
victime comme le plus faible.

Après la mort, les corps noircissent en grande
partie.

Depuis le 51 mars jusqu'au 27 avril, le
nombre des morts s'est élevé à 18. Toujours, plusieurs ont péri dans la même journée ; une intermittence de quelques jours a, plus d'une fois,
fait croire à la cessation de l'épidémie.

Trois ou quatre enfans seulement ont été vus
par des médecins ; les autres ont été enlevés avant
qu'on eût le temps de réclamer des secours.

A la fin du rapport, je disais que l'abus des
pommes pendant l'automne, l'usage des cidres
doux

doux pendant l'hiver, avaient relâché le tube digestif, occasionné la diathèse vermineuse, et amené l'affaiblissement de l'enfance, que ses corps déjà mal préparés, plus susceptibles, par âge, de l'absorption des effluves, avaient succombé sous l'impression des miasmes délétères que la chaleur humide de l'atmosphère tenait en expansion.

Mais considérant que ces causes étaient communes à tout l'arrondissement, que beaucoup d'endroits plus humides et même marécageux, par exemple, les Landes de Martilly, la commune du Désert, étaient exempts de l'épidémie, je concluais qu'il devait y avoir une autre cause locale de la maladie, et qu'elle m'était inconnue.

Enfin, il fallait, et pour le peuple, et pour l'administration, un nom à l'épidémie, et je la qualifiai fièvre pétéchiale.

Depuis l'invasion jusqu'au 27 avril, je ne fus appelé qu'auprès de trois malades.

Le 14 avril, Pierre Marie, dit le Roquais, tisserand à la bourgade de la Graverie, d'une constitution faible, tempérament lymphatique, âgé de 17 ans, (le seul adolescent attaqué jusqu'alors), après avoir travaillé toute la journée, ressentit, vers onze heures du soir, une forte douleur dans un bras.

2

Frisson vif et prolongé, céphalalgie intense, vomissement abondant du souper pris quelques heures plutôt, délire pendant la nuit. A huit heures du matin, lorsque je le vis, cessation du délire, yeux hagards, inquiets, face décomposée, bouffie et violetée, larges taches pétéchiales sur la poitrine, vergetures sur tout le corps, respiration précipitée, météorisme du ventre, pouls petit et mou.

Mort à midi. Cadavre presque tout noir.

Traitement à peu près nul ; application, par les parens, de l'eau bouillante sur le bras douloureux ; tisane d'orge, quelques cuillerées de vin.

Le 15 avril, Nicolas Maubanc, fils de laboureur, au bourg d'Etouvi, âgé de 13 ans, d'une constitution saine plutôt que robuste, déjeûne au point du jour, sort dans la prairie et rentre à huit heures avec une douleur violente au milieu de la cuisse droite. Je le vis une heure après l'invasion.

L'enfant frissonnait et vomissait péniblement les alimens pris le matin. J'en aidai l'expulsion avec un grain de tartrite antimonié de potasse.

Vomissemens poracés et copieux, céphalalgie, coliques vives, délire dès midi, un peu de soif, cardialgie, froid extérieur, mort à onze heures du soir. Plaques pétéchiales disséminées.

Traitement. Vomitif le matin, limonade pour boisson, teinture antiputride d'huxham, une cuillerée à café, dans deux cuillerées de vin, de deux heures en deux heures, lavement avec la décoction de kina, vésicatoires aux jambes. (L'estomac avait rejetté le quinquina en poudre).

Le 27 avril, Marie-Anne Duchemin, village de Lalande, âgée de 13 ans, éprouva les mêmes accidens, et mourut au bout de neuf heures de maladie ; après sa mort, la main gauche seule parut noire, et la douleur primitive avait attaqué successivement le bras droit et la cuisse gauche.

Du 27 avril au 13 mai, il n'y eut qu'une victime, André Leclerc, âgé de 65 ans, qui succomba le troisième jour, et que je ne vis que quelques heures avant sa mort.

L'épidémie semblait éteinte ; mais la joie fut de courte durée.

Le 14 mai, Vincent Hamon, âgé de six ans et demi, périt au bout de trente-six heures.

Le 17 mai, François Olivier, âgé de trente ans, d'une bonne constitution, tempérament sanguin, domestique dans une maison riche, vient dès le point du jour au bourg de la Graverie, distant d'un demi-quart de lieue de son habitation, se rend de-là à Vire, et y est atteint des symptômes décrits ci-dessus. On le transporte à la campagne, et il périt après dix-huit heures de maladie.

Le même jour, Jean-François Leblanc, âgé de vingt-sept mois, mourut au bout de dix heures.

Le 18, Jeanne Catel, âgée de trente ans, ne fut malade que dix-huit heures.

Le 20, Marie-Madeleine Vanier, âgée de trente ans, succomba après quarante heures.

Enfin, le 23 mai, Marie-Anne Trempu, âgée de quatorze ans, après trois jours de maladie, termina cette affreuse liste de mortalité.

La rapidité des accidens, la cessation momentanée de l'épidémie, l'éloignement des hameaux les uns des autres, la confiance des habitans disséminée entre divers officiers de santé voisins, la distance de mon domicile et plus encore l'impossibilité de savoir où et quand la maladie sévissait, me firent prendre, de concert avec l'administration, le parti d'adresser aux habitans une instruction sur le caractère de la maladie, sur le traitement temporané et sur les moyens préservatifs.

Quelques succès déjà obtenus nous firent adopter la médication suivante, justifiée depuis par plus d'une réussite.

Un enfant, disions-nous, est-il atteint ? relevez

de suite ses forces par un demi verre de vin généreux.

On mêlera au vin du quinquina en poudre, un gros pour un enfant de 8 à 12 ans, deux gros de 12 à 18 ans ; pour le bas-âge, deux cuillerées de vin et quinze gouttes de teinture antiputride d'huxham suffiront.

Appliquez de suite un vésicatoire à l'endroit douloureux, puis un second, si la douleur se déplace ; enfin appelez un médecin.

Nos moyens préservatifs consistaient, 1°. en un purgatif doux et vermifuge ;

2°. L'usage matin et soir d'un tiers ou d'un demi verre de vin, avec la dose de teinture antiputride proportionnée à l'âge ;

3°. La défense aux enfans de sortir des maisons avant neuf heures du matin, et la rentrée exigée avant cinq heures du soir ;

4°. L'invitation de se bien vêtir et d'user d'une nourriture substantielle.

A ces conseils, M. le sous-préfet joignit les moyens ; une pièce de vin et tous les médicamens nécessaires furent déposés chez M. le curé Delpont, homme d'esprit, dont la gaieté, le zèle et la charité, contribuèrent puissamment à arrêter les progrès du mal.

Depuis l'organisation de ce service, et l'observance des règles prescrites, quatre enfans seu-

lement succombèrent ; quelques-uns furent atteints et guérirent.

Je ne rapporterai que les faits dont j'ai été
témoin.

Le 6 mai, jour de la mort d'André le Clerc,
je me trouvais le soir au presbytère, lorsqu'une
femme, surnommée l'Allemande, vint y chercher du vin pour deux de ses enfans, malades
depuis quelques heures.

J'accompagnai cette mère éplorée : un enfant
de deux ans et un de quatre, environ, frisson-
naient et vomissaient, leur face était livide, la
respiration petite, le pouls éteint. Je donnai au
plus petit des enfans, une cuillerée de vin avec
sept à huit gouttes de teinture d'huxham ; l'aîné
en prit deux.

Je passai deux heures auprès des malades, et
je répétai cette potion cordiale de demie en demie
heure.

Le frisson et le vomissement cessèrent ; la
circulation et la chaleur se ranimèrent ; on
donna alors de l'eau panée et vinée ; le vin
pur ne fut plus employé que de loin en loin.
La continuation de ces moyens seuls et un lavement chaque jour, sauvèrent les enfans que
je trouvai bientôt après capables de supporter
la nourriture.

Marie le Noble, âgée de dix-huit ans, douée

d'un tempérament musculeux-sanguin et de la constitution la plus robuste, peut-être, de la commune, habitait le hameau Queillé, à une lieue, est, du bourg de la Graverie, dans un terrain bas et marecageux.

Pleine de santé, le 8 mai au matin, elle part pour une foire voisine.

La température fut très-chaude tout le jour ; le soir il fit froid ; le vent venait du sud. A son retour vers sept heures, et tout près de son domicile, cette fille se plaint d'une douleur atroce dans la jambe droite.

Terreur de l'épidémie, frisson long et vif, vomissements abondants de matières alimentaires, délire au bout de deux heures. (*A minuit, vésicatoires aux jambes, eau de menthe étherée, deux cuillerées d'heure en heure, quinquina en poudre deux gros, dans un tiers de verre de vin, limonade pour boisson.*)

Le matin, cessation des vomissements ; stupeur, état comateux, perte des facultés intellectuelles, face décomposée, yeux injectés, pouls petit et concentré, langue presque naturelle, respiration faible mais tranquille ; évacuations fœtides après le lavement du soir.

(*Limonade ; d'heure en heure, alternativement, soit deux cuillerées de la potion étherée, soit quelques cuillerées de vin avec addition de la teinture d'huxham ; lavement.*)

Le 3, même état, même traitement : dans la soirée, développement du pouls, état fébrile.

Le 4, fièvre intense ; (*Limonade et lavement le soir.*)

Le 5, augmention des accidens fébriles, délire par intervalle. (*Quelques cuillerées d'émulsion camphrée et nitrée.*)

Le 6, évacuations fœtides, abondantes et écoulement involontaire d'urines dans le lit; langue sèche, dents et lèvres noires, puanteur horrible de la bouche; stupeur, yeux chassieux, caves et éteints, pouls petit; exacerbation le soir. (*Décoction de quinquina acidulée avec le suc de citron ; quelques cuillerées de vin amer le matin ; potion camphrée et limonade le soir.*)

Le 7, mêmes symptômes: plusieurs exacerbations dans la journée, délire dans la nuit, évacuations abondantes, légères pétéchies aux jambes et à la poitrine. (*Même traitement, dose augmentée de vin et de teinture amère.*)

Les accidens persistèrent jusqu'au dix-huitième jour, et rien ne fut changé aux moyens thérapeutiques. (*Nouveau vésicatoire à une cuisse, le 12.*)

Du 19 au 20, cessation de la diarrhée, moiteur légère à la peau, apparence de raison, solution de la maladie.

Le 25, connaissance parfaite, débilité affreuse, évacuations alvines modérées. (*Eau panée et vinée, décoction de quinquina.*)

Le trente-cinquième jour, la malade put prendre une soupe ; mais elle fut à peine capable de marcher au bout de deux mois.

Depuis, elle n'a retrouvé ni ses forces premières, ni son embonpoint : la convalescence fut lente et difficilement soutenue, malgré l'usage continué des amers.

CONSIDÉRATIONS SUR L'ÉPIDÉMIE.

Dans le principe, il fallut un nom et celui de fièvre pétéchiale fut tiré d'un symptôme apparent et commun aux malades ; mais cette dénomination n'embrassait pas tous les principaux accidens ; elle pouvait convenir à plusieurs autres affections dans lesquelles on rencontre des pétéchies avec fièvre ; donc ma définition courte, claire et exacte, était défectueuse, parce qu'elle manquait de précision.

Aujourd'hui, la réflexion ne me sert pas mieux, et je me trouve dans le même embarras.

La fièvre jaune à laquelle notre épidémie ressemble tant, et dans ses symptômes et dans sa terminaison, est contagieuse ; d'ailleurs, son nom n'est pas plus exact, puisqu'il dérive également de la couleur de la peau.

Aussi promptement meurtrière que la peste, elle en différait encore et par la contagion et par les bubons qui accompagnent ce fléau.

L'adynamie et l'ataxie caractérisaient à la fois l'épidémie; donc je ne pouvais l'assimiler, soit aux fièvres putrides, soit aux fièvres ataxiques.

Le mot typhus ou fièvre typhode, du grec Τυφος, emporte l'idée de stupeur, étonnement, et exprime un second symptôme marquant dans la maladie.

Dans l'impossibilité de trouver une expression caractéristique et pour me conformer à l'usage, j'adopterai donc la dénomination de Typhus pétéchial; seulement, la rapidité de sa marche m'engage à y ajouter l'adjectif éphémère.

Le Typhus pétéchial éphémère que je décris, fut local : il enleva, depuis le 31 mars jusqu'au 23 mai, vingt-six individus, non compris quatre ou cinq enfans, que le bruit public désigna dans deux communes voisines.

La promptitude de la mort était en raison du bas-âge et de la violence de l'épidémie, dans les journées funestes du 6 avril, du 15 avril et du 17 mai.

La période de maladie la plus courte, fut de quatre à cinq heures, le 6 avril, sur deux enfans, l'un de treize, l'autre de six mois; ce même jour, un troisième enfant mourut, après trente-six heures.

Un vieillard et quatre adultes de trente ans, succombèrent ; le reste faisait partie de l'enfance, hormis quelques adolescens.

Un petit nombre guérit ; plusieurs furent préservés. La fille, qui fait le sujet de la dernière observation, parcourut seule les temps d'une fiévre typhode régulière et longue.

La maladie ne fut point contagieuse, pas même pour les deux frères de cette fille, qui seuls lui donnèrent des soins, dans une salle basse, mais bien ouverte.

Quel fut le type fébrile ? Quelles furent les causes de l'épidémie ? A quoi attribuer son intermittence fréquente ? Le traitement conseillé était-il convenable ?

Essayons de soulever un coin du voile obscur, qui rend ces questions si difficiles à résoudre.

La rapidité de la maladie, la terminaison funeste des plus faibles pendant la période de froid du premier accès, et la mort des plus forts ou des derniers atteints, pendant la réaction insuffisante de chaleur, ne permettent point, malgré la ressemblance des accidents avec l'intermittente pernicieuse, de ranger dans cette classe l'épidémie de la Graverie, puisqu'un second accès n'a pu éclairer l'observateur.

André le Clerc, mort au bout de trois jours, eut diverses exacerbations.

La fièvre de la fille le Noble était continue avec redoublement, surtout le soir; les symptômes d'ataxie et d'adynamie sévirent en même-temps pendant la première période; l'ataxie domina dans la seconde, et l'adynamie dans la troisième.

Je crois donc pouvoir conclure que le type fébrile était le continu.

Les causes éloignées me semblent toutes contenues dans ce second aphorisme d'Hippocrate, sur les saisons.

« Toutes les fois qu'une chaleur étouffante
» arrive tout-à-coup, et que la terre est encore
» humectée par les pluies du printemps et par
» les vents du midi, l'action du soleil, jointe
» à la chaleur d'une terre très-humide, doit
» nécessairement se faire sentir avec plus de
» force, etc. ». (1)

Ces principes, toujours répétés, parce qu'ils sont toujours vrais, firent la base de l'étiologie, dans mon rapport, et le temps m'a confirmé la justesse de leur application.

Les prairies étaient inondées ; une chaleur

----

(1) Traduction de Coray, vol. 1er. pag. 53.

prématurée et insolite réduisit l'eau en état dé-
vaporation, en chargea l'atmosphère et mit
promptement le terrain à sec; mais la fraîcheur
des nuits condensait les vapeurs suspendues dans
l'air, et humectait de nouveau la terre couverte
du détritus des végétaux et animaux que l'inon-
dation y avait laissé séjourner. Leur putré-
faction était facilement accélérée par l'alternative de l'humidité et de la chaleur; le premier
coup de soleil matinal sur cette terre corrom-
pue, formait de nouvelles vapeurs qui tenaient
en expansion les effluves délétères; plus abondantes le matin, plus pesantes par insuffisance
du calorique solaire, elles rasaient, pour ainsi
dire, la terre et étaient facilement inspirées,
plutôt encore qu'absorbées par l'individu que ce
nuage mortifère rencontrait; le soir, leur condensation par le froid atmosphérique les rapprochait encore de la surface, et mettait de nouveau l'homme en communication avec leur
souffle empoisonné. La faiblesse des organes pulmonaires de l'enfant, sa taille, peut-être, qui
le rapprochait plus du sol où, sous un volume
donné, l'air contenait en plus grande quantité,
les émanations contagieuses, furent, sans doute,
les causes de la mortalité de cet âge, de même
que j'ai expliqué pourquoi l'invasion n'avait lieu
que le matin ou le soir.

Les bourgades de la Graverie et Etouvi, ou quelques villages également exposés, furent seuls atteints.

J'en vois la raison dans leur position topographique. Placés sur le bord des foyers momentanément pestilentiels, le contour de leurs côteaux arrêtait directement les vents du sud qui soufflaient sur eux, et il est notoire que la portion de ces communes, différemment exposée, a été exempte, si j'en excepte la fille du hameau Queillé, vivant elle-même dans un endroit marécageux et pourtant seule frappée dans son canton.

Les diverses interruptions de l'épidémie étaient dues au froid, et la même remarque a été faite et en Amérique et en Espagne, lorsque la fièvre jaune désolait ces contrées.

Toutefois, ce phénomène mérite encore une explication.

Le froid faisait cesser le ravage; mais il fallait un froid continué plusieurs jours. Une journée froide succédait-elle à une journée chaude ? C'était un jour de deuil.

Le 15 avril, la chaleur avait diminué de quatre degrés; le matin, en me rendant au bourg de la Graverie, j'étais glacé, et deux malades périrent en douze ou treize heures.

Plus la chaleur de la veille avait été forte;

plus alors la quantité d'eau entrée en évaporation avait été grande, et plus elle tenait de miasmes contagieux en expansion ; condensée, comme nous l'avons dit, par le froid nocturne, si les
rayons solaires du matin n'aidaient pas, par leur
caloricité, sa nouvelle ascension dans les régions
supérieures de l'atmosphère, la vapeur moins
élevée, moins disséminée, était plus meurtrière.

Aussi l'épidémie ne cessa-t-elle que lorsque
la température baissée à la fin de mai, de deux
à trois degrés, resta constante et amena un changement dans les vents qui passèrent au nord-
ouest.

Je ne reviendrai pas sur les causes déduites
de l'abus des pommes, et du relâchement des
pores cutanés par l'humidité précédente ; je les
crois d'un trop faible poids dans la balance étio-
logique.

L'épidémie ne fut pas contagieuse, parce que
l'air en était le véhicule ; mais les miasmes des
corps auraient fini par propager le typhus par
voie de communication, si la chaleur et avec
elle la maladie, eussent continué.

Elle fut locale et circonscrite à cause de l'i-
négalité du terrain et de la barrière qu'opposèrent les côteaux. Le calme des vents et leur station régulière, favorisèrent encore plus cette disposition.

La série des phénomènes occasionnels que je viens d'exposer, pourrait me dispenser de parler de la cause prochaine : toutefois la discussion ne sera pas oiseuse, si elle sert à éclairer la thérapeutique.

Le docteur Bally, dans son traité du Typhus d'Amérique, reconnaît pour cause essentielle de la fièvre jaune, un trouble des organes de la vitalité, dont l'origine remonte à une affection des organes cérébral et spinal. D'accord avec lui, seulement, pour la première partie de son assertion, je pense que le premier coup porté par l'effluve délétère attaquait ici le système de la respiration, et que les malades mouraient par le cœur.

J'ai déjà fait pressentir qu'une invasion aussi subite, des accidens aussi prompts, chez un individu rayonnant de santé à l'instant qui fuit, ne peuvent être dus à l'absorption cutanée ; l'infection entre à flot, si j'ose m'exprimer ainsi, avec l'air, dans l'organe pulmonaire ; le sang qui venait s'y réparer à l'aide de l'oxigène, y pompe au contraire le miasme pestiféré, il porte au cœur le froid destructeur de la contractilité vitale, et le cerveau n'est atteint que par sympathie.

Cette opinion, ne fût-elle qu'un rêve théorique,

que, explique les effets et concorde avec plusieurs expériences physiologiques.

La mort est prompte ; la circulation et la respiration languissent ; le délire n'existe pas toujours ; l'apparition fréquente et multipliée des pétéchies et vergetures violetées, la couleur noire du corps lorsque la vie cesse, tout annonce l'altération du sang, l'absence de l'oxigène qui le rubéfie, et stimule la fibre musculaire.

Un animal plongé dans un atmosphère de gaz azote, respire péniblement, s'affaiblit et périt sans lésion des fonctions nerveuses; après la mort le système artériel est rempli de sang noir. (1)

Le même gaz injecté, à très-faible dose, dans la veine jugulaire d'un chien, produit les mêmes effets, et le docteur Nysten conclut que ce gaz exerce une action sédative sur la force vitale du cœur. (2)

Le gaz acide hydro-sulfurique occasionne mêmes ravages. MM. Thenard et Dupuytren ont prouvé que dans un air qui contenait $\frac{1}{275}$ de ce gaz, un cheval succombait; qu'après la mort le sang était épais et noir et tous les organes teints en noir ou brun. (3)

---

(1) Expérience de M. Dupuytren.
(2) Toxicologie d'Orfila, IIIe. partie, pag. 199.
(3) Même auteur, IVe. partie, pag. 98.

On objectera, peut-être, que ces changemens ont eu lieu après la mort, que les humeurs ne peuvent s'altérer pendant la vie, que l'injection du sang d'un variolé ne communique point la contagion.

Ce dernier phénomène s'explique par le mouvement tumultueux et rapide de la grande circulation, par la briéveté du séjour de ce sang hétérogène dans l'économie, et son élimination avec les secrétions excrémentitielles.

L'infection trop certaine de tous les virus, au moyen des contours multipliés du système absorbant, est une contre-preuve sans réplique ; enfin, je demanderais, à mon tour, aux solidistes, si les symptômes du scorbut reconnaissent une autre source que l'altération du sang par un air et un aliment viciés.

Une dernière question se présente : le traitement prescrit et lu publiquement aux habitans était-il convenable ?

Pour la résoudre, analysons un accès de fièvre et établissons la série rationnelle des phénomènes, d'après ceux qu'on observe à l'extérieur.

Pendant le frisson, le calorique, le sang et l'agent nerveux ont abandonné en grande partie la surface du corps. Ces effets peuvent se rapporter à deux grandes classes de causes. L'une agit par soustraction, et je comprends dans cette liste, l'application soudaine de l'eau froide, d'un air glacial sur la peau, la déperdition abusive des humeurs recrémentitielles, etc.; l'autre a pour mobile l'excitation ou attraction intérieure, et je range dans sa catégorie la digestion, la présence d'un poison âcre dans l'estomac, dans le système de la circulation, l'absorption d'un virus, une métastase, l'impression d'un miasme délétère sur un organe essentiel.

Dans tous les cas, il y a concentration du reste des forces autour des foyers de la vie. Mais ce surcroît, inattendu vers le cœur, a ranimé ses fibres musculaires, leurs contractions, insensiblement plus fortes, ont communiqué l'action au système artériel, le veineux a senti l'impulsion ; le passage plus fréquent du sang à travers les poumons, a favorisé l'échange de l'acide carbonique contre l'oxigène ; le cœur trouve, à son tour, un nouveau stimulant dans ce fluide revivifié, la circulation se rétablit jusqu'aux extrémités capillaires ; de son côté, l'organe pulmonaire reçoit et communique plus d'air vital, la chaleur animale s'accroît, se répand dans tout l'organisme, bientôt elle suffit pour tenir en expansion la sérosité et enfin elle s'exhale au-dehors avec elle, sous forme de sueur par les pores cutanés, ou en vapeurs brûlantes par la transpiration pulmonaire.

L'on peut donc conclure que le remède naît du mal, que le frisson est le premier acte conservateur de la nature pour éloigner la cause de destruction, que la chaleur guérit du frisson et la sueur de la chaleur.

Le frisson est donc dangereux à raison de sa longueur, et mortel si la réaction manque. Elle était nulle, tardive, ou insuffisante dans notre typhus éphémère. Il y avait donc indication urgente de la solliciter par des stimulans et des toniques internes et externes ; l'usage des premiers n'était point contre-indiqué, comme dans quelques cas de fièvre jaune ou de typhus ordinaire, par la phlegmasie de la muqueuse digestive. Plus prolongée la maladie eût pu exiger une médication différente ; mais ici, les vomissemens et les coliques étaient, ainsi qu'on l'observe après les plaies de tête, sympathiques de l'affection cérébrale.

Un petit nombre de succès justifia mes préceptes, parce que la rapidité des accidens permit rarement de les mettre en pratique.

Heureux, au moins, si le zèle, que j'apportai à procurer aux habitans tous les moyens préservatifs que je jugeai utiles, contribua à diminuer le nombre des victimes !

ANNÉES 1816 ET 1817.

FIÈVRE MUQUEUSE ÉPIDÉMIQUE.

La température humide et variable de l'arrondissement de Vire donne aux maladies de toutes les saisons une teinte muqueuse, qui permettrait de ranger la fièvre de ce nom, dans la classe des endémies; cependant l'hiver et le commencement du printemps sont ses domaines privilégiés. J'ai donc dû en faire mention à l'article des affections constitutionnelles, donner alors son étiologie générale et en réserver la description pour ces années, trop favorables à son développement, pendant lesquelles elle fut épidémique.

La fin de l'été de l'année 1815 avait été pluvieuse; à la même intempérie, l'automne joignit le froid; enfin l'hiver de 1816 n'eut que quelques jours de gelée, à la fin de janvier; des pluies abondantes tombèrent le reste du temps.

Aussi le canton de Vire et les habitans de la ville, principalement, furent-ils en proie à une épidémie de fièvres muqueuses, qui se développa en décembre et sembla s'éteindre en juin. Les femmes seules, à-peu-près, furent attaquées.

Causes. Tempérament lymphatique, température humide et froide, long-temps prolongée, vents relâchans du sud et de l'ouest, sol fréquemment inondé.

Ici, habitations basses et humides, privées du vent et du soleil dans ses rares apparitions, par le voisinage des arbres entassés autour de chaque maison, séjour des eaux et fumiers au-devant de la porte du villageois, usage trop fréquent de pâtes non fermentées, travail et fatigue dehors et à la pluie.

Là, oisiveté, séjour habituel dans des appartemens chauds, passage rare et subit à un air froid et brumeux.

Chez tous, transpiration insensible presque nulle, tantôt par répulsion sur le système muqueux, tantôt par défaut de forces et de calorique pour porter les humeurs à la périphérie, d'où dérivaient la secrétion augmentée des muqueuses pulmonaire et digestive, la nutrition imparfaite, la flaccidité musculaire, le collapsus de tous les autres systèmes, la concentration des forces vers le cœur, enfin l'état maladif.

Symptômes. Horripilation, frisson la nuit ou le matin, suivi de chaleur et de céphalalgie frontale, paleur de la peau, secrétion des larmes et du mucus nazal augmentée, salive visqueuse, son abondance incommode, soif presque nulle, hormis dans le moment d'exacerbation, anorexie,

langue blanchâtre et humide, vomituritions fréquentes de matières filantes et glutineuses, toux
quelquefois petite et répétée et alors rejet des
boissons, quelques coliques, diarrhée séreuse,
constipation seulement les premiers jours, pouls
petit et éteint, frissons souvent le soir, exacerbations pendant la nuit, sueurs fades ou aigres
le matin, crachemens abondans ou selles séreuses
et fétides, faiblesse extrème, abattement et somnolescence pendant le jour, urines limpides et
âcres, éruptions miliaires autour du col, supuration gluante et visqueuse des vésicatoires.

Terminaison toujours heureuse, du quinzième
au vingt-unième jour, par des urines briquetées
ou des sueurs, ventre plus resserré.

Le type fébrile était quelquefois continu, plus
souvent rémittent.

La complication la plus fréquente fut la vermineuse ; la toux et le rejet des boissons en
étaient les symptômes pathognomoniques.

Dans le principe, on vit quelques fièvres bi-
lioso-muqueuses.

L'adynamie et l'ataxie étaient réservées pour
l'année suivante.

En effet, l'année 1816 n'eut ni printemps ni
été ; quelques jours seulement de chaleur aver-
tirent que le temps du solstice était arrivé, et
les jours pluvieux et froids de l'automne reçurent

les corps encore saturés de l'humidité du dernier
hiver. Les fièvres muqueuses, à peine anéanties,
reprirent leur empire et trouvèrent moins de vigueur et de résistance dans la population qui, avec
les inconvéniens de la localité, avait à supporter
l'inclémence non interrompue, pour ainsi dire,
de deux années.

Dès novembre, cet ordre de pyrexies se manifesta, et il ne cessa qu'à la fin de juin. Il
choisit encore ses victimes parmi les femmes.
Le nombre des malades fut plus considérable,
et la fièvre, au lieu de se terminer au deuxième
ou troisième septénaire, comme l'année précédente, se perpétuait jusqu'au quarante-huitième
et cinquantième jour.

Toutes les maladies furent compliquées d'a-
taxie et surtout d'adynamie. La terminaison en
fut encore heureuse. Quelques vieillards seulement
succombèrent. L'observation quatrième pourra
servir à établir la symptomatologie la plus ordinaire.

Traitement. Dès l'invasion, je provoquais le
vomissement, de préférence avec l'ipécacuanha,
parce que j'ai observé qu'il était moins sujet que
le tartrite antimonié de potasse à irriter la muqueuse digestive et à produire des évacuations
souvent trop abondantes.

L'eau de veau, l'eau d'orge, la limonade,

l'eau panée étaient livrées au choix du malade ; quelques cuillerées de bon vin, ou d'une potion aromatique amère soutenaient les forces dans les instans d'apyrexie. Des lavemens simples ou quelques feuilles de séné infusées dans une des tisannes, sollicitaient, au besoin, l'action du canal intestinal ; une décoction de quinquina acidulée avec l'acide sulfurique combattait les diarrhées énervantes.

Dans le cours de la maladie, l'ipécacuanha donné à des doses réfractées remédiait avec avantage aux embarras visqueux qui s'annonçaient par des envies de vomir et par la répugnance pour les boissons ; à la fin des mêmes fièvres avec adynamie, il réussissait encore à faire rejetter le mucus épaissi qui se détache par lambeaux des muqueuses pharingienne et œsophagienne, et qui provoque la toux et le vomissement des liquides.

La complication vermineuse a toujours été combattue avec avantage par une potion aromatique, œthérée, à laquelle j'ajoutais le semencontra en poudre, et que j'administrais par cuillerées, de deux en deux heures, lorsque je soupçonnais la présence des vers dans l'estomac.

Dans les périodes d'adynamie, j'étais plus prodigue de vin, et j'y ajoutais quelquefois la teinture antiputride d'huxham. Le camphre n'était em-

ployé que dans les cas d'ataxie ou d'agacement.
Enfin, les vésicatoires ambulans étaient réservés
pour les instans de stupeur et d'atonie de l'organe
encéphalique.

Les convalescences, dans toutes les circonstances, devaient être surveillées. L'usage des
amers était indispensable, et la paresse du tube
intestinal réclamait quelques purgatifs toniques.

OBSERVATION Iʳᵉ.

Fièvre muqueuse remittente, puis intermittente.

Mme. ***, âgée de vingt-un ans environ,
d'une stature élevée et grêle, tenait une constitution éminemment lymphatique de ses parens
et du pays marécageux qu'elle avait habité pendant les premières années de sa vie.

Malgré la délicatesse de son organisation,
cette dame avait joui d'une bonne santé jusqu'à
l'époque d'une première grossesse, à la fin de
1810; mais cet acte important, chez une femme
faible et d'une sensibilité prédominante, devait
apporter une grande anomalie dans les fonctions
vitales.

Au début, quelques accès légers d'hysterie,
puis diverses otites, des odontalgies répétées, enfin
un ptyalisme affreux et des vomissemens jour-
naliers, qui ne cessèrent que quelques jours après

l'accouchement, faisaient craindre une désorganisation complète.

Une gaieté naturelle, des alentours agréables,
les soins de l'opulence balancèrent avec avantage tant de causes de destruction ; l'accouchement fut heureux.

La joie indicible d'être mère releva momentanément l'énergie vitale, et aida la nature conservatrice dans le mouvement fébrile propre à
reporter à la peau l'excès de pituite qui engor-
geait les membranes muqueuses et gênait leurs
fonctions.

L'appétit sembla renaître d'abord, la secrétion laiteuse voulut s'opérer, et la mère donna,
pendant quatre à cinq jours, à téter à son enfant un lait vicié qui produisit deux dépôts
critiques, l'un sous l'aisselle gauche, l'autre à
l'avant-bras du même côté.

Tels furent les phénomènes précurseurs de la
fièvre muqueuse rémittente, puis intermittente,
dont voici la description abrégée :

Le 18 août 1811, le huitième jour depuis
l'accouchement, frissons le soir, horripilations,
anorexie, cephalalgie, chaleur fébrile pendant la
nuit.

Le 2, langue saburale, dégoût pour les alimens (*prescription de quinze grains d'ipécacuanha*), trois ou quatre vomissemens mucoso-

bilieux, quelques évacuations alvines de même nature et fœtides. Le soir, céphalalgie plus forte, redoublement fébrile. A onze heures, solution de l'accès par une selle copieuse, évacuations colliquatives répétées d'instant en instant, faiblesse extrême, sueurs froides, défaillance; soutien de la vie, pendant cette nuit affreuse, avec d'excellent vin de rota, donné à assez large dose.

Les jours suivans, alternative de faiblesse et de mouvemens fébriles, plus intenses le soir, et se terminant, plus ou moins avant le jour, par une diarrhée muqueuse. Pendant tout ce temps, *limonade ou eau d'orge* à l'instant de la fièvre; dans la rémission, *bouillon de veau, eau panée et vinée, décoction de quinquina et quelquefois vin pur.*

Tous les matins, ptyalisme abondant et visqueux.

Le huitième jour, diarrhée remplacée à la fin de l'accès nocturne par une sueur abondante et aigre, constipation les jours suivans, fièvre plus soutenue, soulagement dans la matinée après un lavement émollient.

Le 13, cephalalgie vive, quelques aberrations pendant la nuit, (*vésicatoires volans aux jambes et le soir bols camphrés*), lochies fœtides, (*injections détersives*).

Le 14, solution de l'accès, dès minuit, par une crise hystérique. Terreurs de la mort, idées religieuses, pleurs abondans, sueurs copieuses, urines limoneuses.

Le 15, adynamie extrême, (*usage plus fréquent de vin pur.*) Le soir accès presque nul, sueur et ptyalisme le matin.

Le 16, retour évident à la vie, réveil des forces, suffisant pour éviter la mort, insuffisant pour la guérison, apyrexie marquée. Le soir frisson, accès fébrile complet et passage de la fièvre au type intermittent, quotidien les premiers jours, puis double tierce.

Cette fièvre secondaire ne céda complettement qu'au troisième septenaire, et elle présenta la série des symptômes suivans à des degrés toujours décroissans. Froid des pieds de huit à dix heures du soir, légère horripilation, chaleur et somnolescence, altération légère, sueur abondante, ptyalisme le matin, puis une ou deux selles soit naturelles, soit sollicitées par un lavement et toujours salutaires.

Le quinquina en substance, d'abord refusé, puis accepté, fut revomi la première fois, et ne devint remède héroïque que lorsque le médecin attentif à profiter de toutes les idiosyncrasies de sa malade, eut fait précéder et suivre chaque dose de cette poudre fébrifuge, d'une cuillerée de vespetro , liqueur favorite pendant la santé.

La convalescence fut laborieuse et longue, elle se prolongea jusqu'à la fin de l'automne. Cette saison constamment sèche et belle, l'usage des amers , une nourriture choisie, un vin sec et généreux et quelquefois une légère infusion aqueuse de rhubarbe comme purgatif , rétablirent enfin la santé désespérée d'une malade , qui avait eu à combattre et sa faiblesse organique et la circonstance aggravante de ses couches.

Observation IIᵉ.

Fièvre muqueuse remittente , (année 1816.)

Le sujet de l'observation précédente , que je choisis encore de préférence , parce que sa constitution est déjà connue de mes lecteurs , et parce que l'histoire suivie de ses maux, montrera l'influence délétère d'un climat froid et humide sur un tempérament déjà éminemment lymphatique et faible , éprouva, dans les premiers jours de l'hiver pluvieux de 1816 , une odontalgie , puis une otite assez vive , qu'on tâcha de combattre par des vésicatoires derrière les oreilles.

Après quelques jours de malaise et d'anorexie ; frisson médiocre , cephalalgie , chaleur , langue humide et blanchâtre, (*ipécacuanha en poudre, 15 grains,*) évacuations muqueuses par haut et par bas ; (on remarqua dans ces dernières un ver lombric.) Le soir exacerbation précédée d'un frisson, chaleur pendant la nuit, sueur et ptyalisme le matin.

Le second jour, apyrexie incomplète, chaleur médiocre, débilité affreuse ; retour du frisson, le soir, suivi des mêmes phénomènes que la veille. (*Eau d'orge, limonade, bouillon de veau, quelques cuillerées de vin vieux, lavement le matin,*) selle muqueuse abondante, et soulagement.

Le cinquième jour, la débilité croissant, on augmenta la dose du vin, et on en alterna l'usage avec celui d'une potion cordiale aromatique.

Le neuvième jour, exacerbation du soir plus forte, adynamie prononcée pendant le jour, soutien des forces par le même traitement tonique et une forte décoction de quinquina. Toujours un lavement le matin.

Le 11, solution de la fièvre sans crise apparente ; mêmes sueurs, même ptyalisme le matin et évacuation sollicitée.

Le 13, la malade prit quelques alimens, et continua son régime fortifiant.

Pendant long-temps les sueurs de la nuit et les crachemens visqueux du matin continuèrent. La convalescence fut longue, pénible ; les amers et une infusion aqueuse de rhubarbe pour purgatif , à des distances très-éloignées , rétablirent encore les forces.

Mais le printemps et l'été furent froids , et un hiver précoce reporta facilement la fluxion sur une partie en état d'asthenie chronique. Rechute en 1817 et nouvelle fièvre muqueuse pendant laquelle la malade ne reçut plus mes soins. Simulacre encore de guérison , puis défaut de nutrition , langueur et dépérissement progressif.

OBSERVATION IIIᵉ.

Fièvre continue muqueuse, vermineuse ,
(année 1816.)

L'exemple d'une cabaretière , âgée de trente-cinq ans environ, maigre, active et d'un tempérament nervoso-lymphatique , nous prouvera, combien le tempérament et la cause apportent de diversité dans les maladies qu'il nous faut classer sous le même nom.

Causes occasionnelles. Fatigues , veilles prolongées, séjour habituel dans un air désoxigéné par la respiration d'un grand nombre d'hommes, par la combustion d'un poêle , des chandelles et des pipes; chargé en retour des gaz acide carbonique, hydrogéné , sulfureux, etc. , passage fréquent d'une salle chaude à une cour glaciale,

nourriture

nourriture peu choisie, nullement réglée, enfin température humide et froide.

Symptômes. Le 5 février, après quelques jours d'anorexie et de malaise, horripilation, céphalalgie vive, bouche pâteuse et humide, chaleur ardente pendant la nuit, soif, envie de vomir, petite toux sèche et fréquente, ventre tendu et constipé.

Le second jour au matin, diminution plutôt que cessation des symptômes de la veille.

(Emeto-cathartique,) vomissemens muqueux et bilieux avec deux vers lombricaux vivans, quelques selles stercorales; le soir, exacerbation fébrile, toux fréquente, soif vive et céphalalgie, *(eau d'orge ou limonade, bouillon de veau.)*

Le 3, constipation, urine limpide, toux sèche, hoquets et vomissemens fréquens des boissons. *(Lavement, mêmes tisannes, potion éthérée et vermifuge, par cuillerée,)* deux évacuations muqueuses et un ver; exacerbations le soir, toux et vomissemens toute la nuit.

Le 4, chaleur halitueuse, diminution des accidens de la veille, trois selles muqueuses dans la matinée et huit vers; *(même traitement,)* exacerbation le soir, retour de la toux.

Le 5, vomissement d'un ver, diarrhée muqueuse abondante, symptômes d'adynamie, tristesse, découragement, douleur vive dans la région hypocondriaque gauche, frissons et exacerbations diverses pendant le jour, langue blanchâtre et visqueuse, urine limpide. *(Eau panée et vinée, vésicatoire volant au côté douloureux)* dans la nuit, apparition des menstrues.

Le 6, pouls petit, peau aride, teinte brune de la langue, cessation de la toux et de la douleur de côté. *(Traitement tonique ; eau panée et vinée, décoction de quinquina acidulée avec les tamarins, potion vermifuge, bols camphrés et nitrés le soir.)* Evacuations colliquatives et vermineuses pendant la nuit, passage fréquent de la faiblesse à des mouvemens fébriles précédés de frisson. Le 7, constipation, mêmes symptômes, même traitement ; le 8, cessation des règles ; le 9, retour de la toux, bouche visqueuse, dégoût des boissons, *(ipécacuanha en poudre, dix grains,)* vomissement muqueux et encore un ver. *(Lavement camphré le soir.)*

Le 14, quelques momens de délire pendant la nuit, *(vésicatoires aux jambes.)*

Les jours suivans, même alternative de symptômes et même médication ;

Le 22, crise salutaire par une sueur abondante d'odeur aigre, urines bourbeuses ; convalescence prompte et sans récidive, quoique peu ménagée.

OBSERVATION. IV.ᵉ

Fièvre muqueuse ataxique. (Année 1817.)

Mademoiselle. . . . . . . ; âgée de trente ans, d'un tempérament lymphatique-nerveux , irritable , maigre, affaiblie par une leucorrhée habituelle et une névrose des organes digestifs , donna des soins assidus à une parente infirme, et passa beaucoup de nuits ; elle dut à ces causes occasionnelles , réunies à l'influence pernicieuse de deux hivers et d'un été froids et humides , la nature et la longueur de la maladie que j'ai à décrire.

Le 16 mars 1817 , perte d'appétit, douleur gravative aux régions orbitaires , paresse de l'organe de l'ouïe augmentée , horripilations le soir , fièvre médiocre pendant la nuit.

Le second jour , pyrexie légère, accablement, langueur , impossibité d'être debout, langue presque naturelle , (*vingt-quatre grains d'ipécacuanha, limonade et bouillon de veau.*)

Vomissemens muqueux ; le soir frisson et exacerbation , pesanteur de tête indicible. (*Pédiluve et lavement.*)

Le 3 , modération des symptômes , langue légèrement blanchâtre , tête pesante , tintemens d'oreilles, fièvre légère pendant la nuit ; (*bois-sons délayantes.*)

Le 4 , alternative de fièvre et d'apyrexie , urines limpides , chaleur plus forte pendant la nuit, altération, stupeur accablante le matin ; (*mêmes boissons, décoction de tamarins , vé-sicatoire à la nuque et lavement.*)

Le 5 , cardialgie, deux évacuations à l'aide d'un lavement; (*quelques cuillerées d'une po-tion calmante.*)

Le 6, langue sèche et vermeille, cardialgie, évacuations muqueuses et fétides, soulagement; exacerbation moindre le soir, nuit tantôt agitée, tantôt calme ; (*mêmes boissons, bol camphré et nitré le soir.*)

Le 7, refus obstiné de boire, loquacité, car-dialgie, douleur de ventre, évacuations abon-dantes et salutaires ; dans la nuit quelques aber-rations, apparence de force musculaire, tenta-tives pour sortir du lit.

Le 8 , langue sèche et brune vers son fond , évacuations abondantes , symptômes d'adyna-mie pendant le jour ; nuit agitée, aversion pour la garde-malade, violences; (*vésicatoires vo-lans aux jambes, limonade , et bols cam-phrés.*)

Le 9 et 10 , mêmes symptômes; (*même trai-ement.*)

Le 11, constipation, calme apparent le matin, pleurs et plaintes amères, stupeur, somnolescence, loquacité au réveil et surdité absolue.

Le 12, après une nuit assez tranquille, expectative trompeuse d'une crise salutaire ; le soir mouvement fébrile plus fort.

Le 13, pyrexie plus marquée, langue noire, aride, brûlée, mélange d'adynamie et d'ataxie, constipation ; (*lavement et même traitement.*)

Le 14, *vésicatoires des jambes et du col desséchés , nouvelle application à la cuisse droite.* État permanent de danger.

Le 22, (*nouveau vésicatoire à la cuisse gauche.*) Adynamie prédominante, selles modérées, mais noires et fétides. (*Eau panée et vinée , un peu de vin pur, potion aromatique, décoction de quinquina avec tamarins.*)

Le 30, même état. Cependant, délire plus tranquille, pouls soutenu, exacerbation le soir , accès de la nuit moins fort, urine limoneuse.

Le 37, apyrexie complette, convalescence commençante, longue et souvent troublée ; perte des sens intellectuels pendant plus d'un mois ; retour de la raison avec la force physique ; guérison sans rechute.

Réflexions.

Les sujets des trois dernières observations et

vingt autres, pendant cette épidémie, furent
soumis à la même médication, modifiée suivant le tempérament et les symptômes (un
vomitif dès le début et quelquefois répété dans
le cours de la maladie; tantôt le régime dé-
layant, tantôt le régime tonique.) Tous mes
malades guérirent, hormis un vieillard qui venait de subir un traitement anti-syphilitique.

Objectera-t-on contre l'usage fréquent des vomitifs, la crainte d'une sur-irritation des organes digestifs ?

Ici encore, la secrétion augmentée des membranes muqueuses est passive ; elle est due à
l'atonie de l'organe et non à un état d'excitement ; le mucus n'offre pas à l'analyse chimique les élémens âcres qui distinguent la bile,
son séjour dans les cavités intestinales et gastriques peut y être plus long-temps innocent;
la marche lente de la maladie, sa terminaison,
presque toujours heureuse, annoncent la rareté
et la lenteur de la phlegmasie ; lorsqu'elle a lieu,
on doit en voir la cause, ou dans la fréquence
des récidives, ou dans la disposition particulière
du sujet.

Par ces mêmes raisons, l'état des organes localement affectés ne contre-indique que bien rarement l'emploi des toniques réclamés d'ailleurs, par le tempérament, le sexe, la saison
pluvieuse, et la faiblesse des malades.

Enfin, serait-ce rendre justice au docteur Broussais, de croire qu'il conseille en pareil cas, les saignées soit locales, soit générales, pour combattre les accidens fébriles primitifs.

Ce mouvement de réaction est dû à la concentration, autour du foyer principal de la vie, de tous les élémens de nos forces disséminés à la surface; il est presque toujours insuffisant dans la fièvre muqueuse, comme le prouve son type rémittent; à quoi donc tendrait une saignée, sinon à contrarier l'effort salutaire et souvent trop faible de la nature?

L'auteur de l'examen de la Doctrine Médicale a senti ces vérités, lorsqu'il a dit, page 219 : « la paleur de la langue qui représente l'état de la muqueuse gastrique, la décoloration de la peau qui correspond également à celle de cette membrane, nous avertissent que l'irritation qu'elle avait éprouvée, est changée en un état de langueur et d'asthénie, etc....., c'est alors le moment d'employer les stimulans. »

Or, cet état de la langue accompagne la fièvre muqueuse dans presque tous ses temps, surtout à son origine; donc je conclus, d'après les propres paroles du docteur Broussais, que le traitement tonique y est toujours indiqué, hormis dans les momens d'exacerbation ou d'intensité fébrile extraordinaire.

L'administration des stimulants et du quinquina surtout, serait nuisible dans ces cas. J'en
citerai pour exemple ma troisième malade. La
violence de la fièvre, la sécheresse de la langue, la
gastrodynie, la constipation étaient des signes
certains de la grande irritation de la muqueuse
digestive, et mériteraient, peut-être mieux, à
cette maladie, le nom d'entero - gastrique que
celui de muqueuse ataxique ; ils contre-indiquaient, sans doute, ces moyens incendiaires ;
mais entre le danger de faire mourir son malade
par le feu, et celui de le voir périr par l'eau, il
est un milieu qu'il appartient au tact médical
de saisir.

Chez le sujet de ma première observation,
une faiblesse générale, innée, avait établi
le système muqueux, égout des excrétions séreuses.

La laine sur la peau, même aux pieds, les
frictions sèches, quelques immersions dans l'eau
de mer avaient contrebalancé, mais n'avaient
pu détruire la cause première réunie à l'influence
pernicieuse d'une température habituellement
froide, humide et variable.

A chaque maladie, la muqueuse digestive
devenue le foyer passif des fluxions, a reçu un
degré d'irritation asthenique ; l'effet s'est renouvelé avec la cause ; deux années successives d'in-

tempérie atmosphérique l'ont agravée ; une phlegmasie chronique et à la fin ulcéreuse, a été la
la suite des premiers phénomènes et a entraîné la
perte de la malade.

Eut-on fait avorter cette affection sécondaire
par des saignées locales ? Pouvait-on la combattre
avec avantage par l'usage empyrique et contra-
dictoire des émulsions d'amandes et des eaux minérales ferrugineuses ? J'en conçois la possibilité, aux dépens des forces et de la durée de la
vie. Quand l'art est impuissant pour la guérison,
il doit encore tenter de conserver.

ÉPIDÉMIE DE TALVENDE-LE-GRAND.
(Printemps 1817.)

Péripneumonie compliquée de gastricité.

Tandis que la partie la plus faible de la population (les femmes), payait le tribut à la température intempestive de l'hiver et de l'année
précédente, par des fièvres muqueuses prolongées
jusqu'à la fin de mai, mon pronostic, inséré à
l'article des saisons, se vérifiait sur l'homme de
travail. Celui-ci pauvre, comme je l'ai dit, du
temps passé, incapable, pendant les variations
subites du printemps, de suffire au balancement
alternatif des humeurs du centre à la circonférence, éprouvait, le matin cu le soir, un reflux

intérieur. La fluxion devait être plus sensible
vers les foyers de la chaleur animale, une phlegmasie des séreuses pulmonaires en était la suite ;
et la muqueuse digestive, surchargée en raison de
l'humidité antécédente, compliquait de gastricité
la maladie essentielle.

On vit régner, sporadiquement, dans le canton de Vire, des péripneumonies dites *bilieuses*,
qui furent épidémiques à Talvende-le-Grand.

La position topographique et le tempérament
des habitans expliquent cette funeste préférence.
Cette commune est située au milieu du revers
septentrional des collines qui bordent, au sud,
l'arrondissement ; les vents du nord, qui succédèrent aux pluies de l'hiver, étaient répercutés
par la chaîne des monticules, et frappaient directement les corps ; la population moins forte
que grande, d'une constitution éminemment
lymphatique, était, plus qu'ailleurs, affaiblie
par la température antérieure ; les hommes, oc-
cupés de la préparation des terres pour l'ense-
mencement des avoines et des fromens trémois
(*triticum æstivum*), étaient sans cesse exposés
à l'intempérie de l'air.

Telles furent les causes occasionnelles de l'é-
pidémie qui régna en avril et en mai, qui sévit
principalement sur les hommes, et fit plusieurs
victimes parmi les mécréants à la médecine.

Symptômes. Invasion le soir, souvent au milieu des champs, ou pendant la nuit.

Frisson et douleur pongitive dans un des hypocondres, chaleur vive, pouls fort et dur, soif intense, toux sèche et déchirante, respiration gênée, rougeur vers les pomètes, stries jaunâtres autour des ailes du nez, langue enduite d'un mucus épais et blanc, envies de vomir, constipation, urines colorées.

Type continu ; exacerbation nocturne ; dès le second jour, mais souvent plus tard, crachats jaunâtres mêlés de stries sanguinolentes.

Phénomènes favorables. Chaleur halitueuse, expectoration facile et abondante, diarrhée bilieuse et séreuse, pouls développé et mou.

Syptômes funestes. Peau aride et colorée en jaune, chaleur brûlante, constipation, météorisme du ventre, suppression des crachats, respiration étouffée, pouls dur et serré, délire.

Terminaison heureuse le 7 ou le 14 par les sueurs, les crachats ou les selles ; quelquefois la fièvre entéro-gastrique était plus intense, et alors la maladie se prolongeait jusqu'au vingt-unième jour.

Mort dans le premier septénaire, lorsque les soins étaient négligés.

Traitement. Saignée locale et hâtive avec les sangsues ou les ventouses scarifiées, répétition du même moyen et même saignée générale lorsque la violence de l'exacerbation l'exigeait, le plus souvent un vomitif, deux heures après la saignée, boisson chaude et miellée, lavemens; dans le cas de douleur musculaire, errante le long du thorax, vésicatoire vers l'endroit douloureux et toujours au-dessous, julep pectoral aiguisé, vers la fin de la maladie ou dans quelques circonstances particulières, avec l'oximel scillitique. Au déclin, purgatif minoratif répété deux ou trois fois, suivant le besoin.

C'est ici et dans les cas identiques que la doctrine du docteur Broussais jouit de toute sa gloire, elle est conforme à celle des bons praticiens passés et présens. Que la phlegmasie, d'un organe intérieur, ou important pour la vie, ou fortement atteint, soit essentielle ou bien symptomatique de gastricité, le médecin doit s'occuper de l'effet avant la cause: c'est un dépôt sacré que la sentinelle doit mettre à couvert avant de courir sur son ennemi.

OBSERVATION Ire.

Le nommé Champion, village de Launay, âgé de cinquante ans environ, maigre, tempérament lymphatique-nerveux, n'apporte aucun remède aux symptômes de l'épidémie dont il est atteint le 16 avril 1817.

Le 18, malgré la toux et la douleur vive de côté, il conduit encore ses bestiaux à quelque distance de son logis.

Le troisième jour de la maladie : yeux caves et cernés, face colorée en rouge-jaunâtre, peau sèche, brûlante et jaune, pouls serré et dur, respiration pénible, expectoration rouillée et assez abondante, douleur profonde au côté gauche de thorax, constipation et tension abdominale. (*Huit sangsues au lieu douloureux, lavement matin et soir, eau de veau émétisée, eau d'orge miellée, julep pectoral.*)

Le 4, évacuation pendant la nuit, respiration plus libre, toux fréquente, expectoration suffisante, même aridité de la peau, exacerbation le soir.

Le 5, mêmes symptômes; (*même traitement*); douleur de côté disséminée, (*vésicatoire local.*)

Le 6, peau ictérique, météorisme du ventre, diminution des crachats, délire pendant la nuit, chaleur âcre, pouls petit et serré. (*Lavement purgatif; julep kermétisé.*)

Le 7, augmentation des accidens, mort le 8.

OBSERVATION IIe.

Le 20 avril, le frère du précédent, âgé de quarante-huit ans, faible, tempérament lymphatique, peau blanche, cheveux roux, quitte sa charrue vers cinq heures du soir, à cause d'un froid général et d'une douleur vive au côté gauche.

Pendant la nuit, chaleur et fièvre ardente, toux sèche.

Au matin, rougeur de la face, peau encore âcre, mais déjà halitueuse, pouls vif plutôt que fort. Respiration assez libre, douleur pongitive vers l'hypocondre gauche, qui augmentait dans les instans de toux, crachats muqueux, langue saburale.

(*Huit sangsues au côté malade, vomitif deux heures après, eau d'orge miellée, bue souvent et très-chaude, julep pectoral, lavement le soir.*)

Vomissemens bilioso-muqueux, une évacuation stercorale, nuit laborieuse.

Le 3, peau médiocrement humide, peu de soulagement, fièvre tout le jour, redoublement le soir. *(Boissons chaudes et lavement.)*

Le 4, crachats jaunâtres et sanguinolents, ventre tendu, constipation. (*Deux gros de séné en infusion dans une tasse de tisanne, lavement le soir, si besoin.*)

Le 5, mollesse du ventre au moyen des évacuations bilieuses de la veille, chaleur, fièvre, expectoration rouillée. *(Boissons chaudes et julep.)*

Le 7, douleur de côté errante et étendue. (*Application d'un vésicatoire.*)

Le 8 , prédominence des symptômes gastriques , douleur et tension du ventre , chaleur pendant le jour , exacerbation le soir , moiteur le
matin. (*Même traitement et infusion de séné
tous les deux jours.*)

Evacuations salutaires. Crise par les sueurs du
15 au 16 , légères éruptions miliaires autour du
col.

Convalescence difficile ; le 25 , rechute due
à la constipation. (*Purgatif minoratif.*)

Evacuations bilieuses , abondantes et soulagement. Douleur errante dans le côté gauche ; *nouveau vésicatoire ;* guérison.

OBSERVATION III°.

Le nommé Durand , charpentier , âgé de vingt-
quatre ans , tempérament sanguin et vigoureux ,
éprouve les mêmes symptômes que les malades
précédens. Il néglige tout secours pendant trois
jours. Le soir du troisième , yeux injectés et
humides , face vultueuse , lèvres bleues , la gorge
et la partie antérieure de la poitrine violetées ,
pouls petit et éteint. A chaque mouvement ins-
piratoire , soulèvement des régions costales , suffocation imminente , tension abdominale , facultés
intellectuelles intactes. Mort au commencement
du quatrième jour.

MALADIES ENDÉMIQUES.

ON nomme Endémies les maladies qui sont particulières à un pays ; mais, sans suivre à la lettre l'étimologie ἐνδημιος, au risque d'empiéter sur le terrain des constitutions médicales, dont l'influence suspend, renouvelle, diminue ou augmente le nombre et la gravité de nos maux, je rangerai, sous ce titre, les affections de nos divers tissus, qui portent principalement le cachet du climat, et que la nature du sol, la nourriture et les professions des habitans rendent plus communes.

SYSTÈME CUTANÉ.

Dans l'arrondissement de Vire, la peau est sujette, surtout, à deux genres de phlegmasie, l'érysipèle et la scarlatine ou rougeole ; leur fréquence mérite que je m'en occupe séparément.

La teigne et les dartres s'y rencontrent moins que dans beaucoup d'endroits voisins.

DE L'ÉRYSIPÈLE.

Cet exanthême, que je ne dois considérer que sous le rapport de la localité, sujet habituel,

pour

pour les autres pays, du printemps et de l'automne, règne ici dans toutes les saisons, parce que les variations subites de température s'y observent dans tous les temps.

Causes locales. L'humidité, tantôt froide, tantôt chaude, relâche le tissu cutané; un froid brusque et sec crispe et agace cet organe, la transpiration s'y trouve arrêtée, la sensibilité de son tissu vasculaire s'exalte, le sang s'y porte et détermine un érysipèle idiopathique à la partie du corps exposée à l'air, à la face le plus souvent.

Mais l'insalubrité du temps passé a pu prédisposer, vers le tube digestif, des embarras ou bilieux, ou muqueux, suivant la saison, et alors l'érysipèle se trouve compliqué de gastricité.

Dans un autre cas, cette complication devient la maladie essentielle: une fièvre bilieuse ou plus fréquemment mucoso-bilieuse, se développe; dans son cours, survient un érysipèle rarement simple, presque jamais à la face : tantôt il est ambulant, tantôt phlegmoneux symptomatique: et dans toutes ces variétés, la phlegmasie locale reconnaît la même cause prochaine que celle de la fièvre primitive, la présence de la bile dans l'appareil sanguin et l'agacement du tissu vasculaire, soit cutané, soit sous-cutané, par cet âcre qui lui est étranger.

L'érysipèle phlegmoneux est le plus commun ; chaque année, je l'ai vu plusieurs fois, ou emporter, ou estropier sa victime et toujours être la désolation du médecin, à cause de la longue supuration qu'entraîne la fonte du tissu cellulaire d'un membre et souvent d'une extrémité entière.

Dans un pays où l'érysipèle est endémique, il doit fréquemment être accidentel. Aussi n'est-il pas rare de le voir compliquer les plaies de tête ou les simples excoriations au front des enfans, lorsqu'elles sont abandonnées à l'air libre.

Traitement. L'érysipèle idiopathique ne réclame pour médication externe, que la privation du grand air.

L'accidentel exige l'application sur la plaie, des cataplasmes émolliens.

L'un et l'autre cèdent presque toujours à un vomitif, suivi, au besoin, de quelques purgatifs. La saignée, qui m'a rarement paru indiquée, ne doit pas être exlue dans les phlegmasies ardentes et chez les tempéramens sanguins.

La terminaison du premier est, le plus souvent, heureuse. Sa rétropulsion sur les meninges a été mortelle chez deux de mes malades, malgré l'usage prompt des sangsues et des vésicatoires à la nuque.

Un nommé Blanchard, de Vaudri, tempérament sanguin, âgé de vingt ans, dut à l'impression de l'air froid, au point du jour, une métastase qui fut funeste le lendemain. Mll°. de la Mariouze, de Clinchamps, âgée de trente ans environ, d'un tempérament sanguin – veineux, périt le troisieme jour d'une meningite, à la suite d'une semblable rétropulsion, sans cause connue.

Le second ou celui qui complique les blessures graves, se termine souvent par la mort et réclame les soins qu'indiquent l'affection primitive et le tempérament du malade.

L'érysipèle symptomatique est, de même, soumis au traitement interne dicté par le genre de fievre qui l'accompagne ; mais la complication phlegmoneuse mérite toute l'attention de l'homme de l'art.

Application de larges cataplasmes émolliens sur le point douloureux, prompte ouverture du foyer, incisions répétées à la moindre apparence de nouveaux dépôts, position du membre et favorable à l'ecoulement du pus et sagement combinée pour ses usages futurs, dans la supposition d'une ankilose, enfin, compression méthodique sur les parties supérieures, afin d'obtenir un recolement graduel, tels sont les moyens externes à l'aide desquels on peut espérer de remédier à ses supurations séreuses qui coulent par jet, qui entraînent le tissu cellulaire par flocons, qui dissèquent les muscles et forment autant de foyers que le membre offre de cloisons aponévrotiques.

Le traitement interne, non moins essentiel, doit être partagé entre les boissons délayantes, dans les instans d'exacerbation qui ne manquent jamais le soir et la nuit, et l'usage indispensable des toniques et du quinquina, pour s'opposer à l'épuisement dans une maladie qui dure des mois, souvent une année, que j'ai vue suivie et d'ankilose et de la courbure des os longs, par la continuité de la même position du membre.

Le traitement prophylactique de l'érysipèle phlegmoneux, au moyen d'un large vésicatoire qui fixe à l'extérieur de la peau l'irritation morbifique, est sagement indiqué ; mais il faudrait être appelé à temps auprès du malade, qui souvent au contraire, traite cette affection dans son début avec une indifférence bien funeste.

L'espèce d'érysipèle, qu'on nomme zona, est encore très-fréquent ; son traitement est tout interne et doit être approprié et à la saison et au tempérament individuel.

OBSERVATION Ire.

Un érysipèle symptomatique de gastricité,

doit quelquefois son développement à une cause
accidentelle, sans laquelle il n'eût pas paru.
Souvent une épine enfoncée dans un doigt,
dans une main, a fait naître un phlegmon qui
a entraîné la fonte du tissu cellulaire de toute
l'extrémité. Un praticien exercé ne bornera pas
ses soins à l'affection locale, il les partagera
entre elle et la cause prédisposante.

Un homme de la commune de St-Manvieu,
âgé d'environ soixante ans, fort et robuste,
quitte de grand matin sa maison, un de ces
beaux jours de printemps, pendant lesquels la
température est encore glaciale le matin, mais
brûlante à midi. Il porte, pendant deux lieues,
un panier à beurre suspendu par un anse à son
avant-bras.

Le soir, frisson; fièvre toute la nuit et douleur vive au bras porteur.

Le lendemain, chaleur âpre à la peau, pouls
dur, face empreinte de cette couleur que Stoll
appelle *rubor biliosiorum*, anorexie, langue saburale, rougeur érysipélateuse déjà foncée et
gonflement à l'avant-bras et à la partie inférieure
du bras. (*Saignée, puis emeto-cathartique,
tisanne délayante, fomentation avec l'eau de
sureau animée d'eau-de-vie.*) Le 3e. jour,
persévérance des accidens, ictère, pour ainsi
dire, de tout le corps. (*Apozème purgatif, suivi*

d'évacutions bilieuses abondantes.) Le 4ᵉ. jour,
fièvre toujours intense, lividité de l'avant-bras
et extension de l'érysipèle vers l'articulation cla-
viculaire. Terminaison par gangrène et mort le
7ᵉ. jour.

OBSERVATION IIᵉ.

Le nommé Maupas, laboureur, de la commune de Burcy, âgé de quarante-cinq ans et
d'un tempérament nervoso-sanguin, commence,
dans les premiers jours du mois d'août 1813,
une fièvre bilieuse, pendant laquelle se développa un érysipèle phlegmoneux à la cuisse
gauche.

Il reçoit les conseils sagement dirigés, d'un
officier de santé voisin; enfin, la gravité et la
longueur des accidens me fait appeler au bout
d'un mois.

L'épuisement du malade, la fièvre lente avec
exacerbation nocturne, une cuisse et une jambe
entières en fonte, donnaient tout à craindre pour
la vie. Néanmoins, l'ouverture d'un ou de deux
foyers purulents, la position déclive du membre et le traitement interne, dont j'ai parlé à
l'article érysipèle, soulagent et raniment l'espérance. L'officier de santé continuait ses soins
et m'annonçait un mieux réel dans l'état de son
malade, lorsqu'une visite de complaisance que

je lui fis, parce que j'étais dans les environs, me détrompa cruellement.

A l'inspection du membre, je trouvai les condyles du fémur à nu, chevauchant sur ceux du tibia entraînés par la force prépondérante des muscles postérieurs de la cuisse, après la solution de continuité du ligament antérieur de la rotule et des muscles antagonistes.

Les prières et les menaces furent infructueuses, pour obtenir des assistans l'éclaircissement de ce délabrement forcé. Le maire de la commune, laboureur spirituel et parent du malheureux, me confessa que sa famille ennuyée de la longueur des souffrances du malade, avait introduit auprès de lui, un châtreur de bestiaux, qui avait appliqué des poudres. blanches et promis guérison.

La plainte que l'horreur de ce procédé m'arracha et l'instruction du magistrat, prouvèrent que ces poudres étaient du muriate de mercure sublimé corrosif.

Le malade succomba, et le misérable, qui avait enlevé à sept enfans leur soutien, fut condamné à une amende de cinquante francs.

Mais, ce qu'on aurait peine à croire, c'est que femme, enfans et domestiques, intimidés par la crainte du prétendu sorcier, n'osèrent déposer contre le meurtrier du chef de la famille, et que les protections l'accompagnèrent jusqu'au pied du sanctuaire de la justice.

OBSERVATION IIIe.

M. ★ ★ ★, âgé de cinquante ans, d'un tempérament sanguin, avec prédominance veineuse, sujet, depuis longues années, à un flux hémorrhoïdal considérable, après les symptômes précurseurs généraux, anorexie, frisson, chaleur fébrile, éprouva dans la région temporale gauche, une douleur vive, une cuisson ardente et insupportable. Lorsque je le vis, le 18 avril 1817, 5e. jour de la maladie, une éruption de pustules d'un rouge-brun, quelques-unes de la grosseur d'un bouton de vaccin sec, s'étendait en zone, depuis la bosse nazale du coronal, l'arcade surcilière, la paupière et la région temporale gauches, jusqu'aux environs de l'apophyse mastoïde du côté opposé.

La fièvre était forte ; la douleur atroce ; l'anorexie et la saburre de la langue annonçaient l'embarras gastrique.

(*Saignée du bras ; emeto-cathartique deux heures après, fomentation avec l'eau de sureau et quelques gouttes d'eau-de-vie.*)

Au bout de deux jours. (*Application de sangsues, et le lendemain apozème purgatif qui fut encore renouvelé plus tard.*)

Le malade n'éprouva de soulagement qu'a-
près trente et quelques jours ; chaque pustule
sembla se terminer par gangrène, et laissa une
cicatrice profonde. La paupière était paralysée
et n'a retrouvé son action entière qu'au bout
de trois mois.

La conjonctive fortement engorgée et soulevée,
cachait dans ses replis, la cornée transparente.
La résection de cette duplicature avec des ciseaux courbes, donnait une hémorrhagie salutaire. La cornée transparente est restée intacte ;
mais l'œil est plus faible, et toute la région temporale est insensible, au point que le malade
compare la peau de cette partie à un parche-
min.

DE LA SCARLATINE.

La scarlatine est la peste endémique de mon
pays, de même que la miliaire ravage le canton de Bayeux moins élevé, plus marécageux
et plus chaud que celui de Vire.

Elle attaque principalement les faibles, les enfans et les femmes.

Toutes les saisons lui sont propres, quoiqu'elle
préfère l'automne et le printemps.

La cause locale de ce fléau est obscure, elle
pourra, peut-être, se découvrir à l'aide du flam-
beau de l'observation.

Cette maladie, encore trop peu connue, comme le remarque Stoll, nous est fidèlement peinte, surtout par les auteurs anglais : Syden-ham, Huxham, Cullen, nous en ont donné des tableaux d'après nature, parce qu'elle est endé-mique dans leur pays brumeux. Les relations d'épidémies scarlatines, sont fournies par les médecins qui exercent dans des endroits expo-posés aux variations fréquentes de l'atmosphè-re, sur un sol froid et mouillé, alternativement couvert d'eau et desséché rapidement, sur le bord des lacs, après des constitutions humides, chau-des ; exemple : l'épidémie qui régna à Annecy en l'an 1802 et decrite par M. Caron (1), celle de Vire en 1800 et 1801, si bien tracée par le docteur de la Roberdière (2), etc.

L'on peut donc, d'après les faits, conclure avec le docteur Pinel, (3) que la situation de certains lieux dans les vallons et au milieu des bois, les eaux basses des rivières qui reçoivent des immondices, sont autant de causes occasion-nelles de la scarlatine.

Le canton de Vire n'offre pas, il est vrai, de grandes masses d'eau stagnante ; mais il est

(1) Journal de médecine, VIIe. année.
(2) Récherches sur la Scarlatine, 1805.
(3) Nosographie philosophique, tom. 2, page 73

percé en tout sens , par des ruisseaux et rivières qui débordent en hiver , qui sont presque à sec en été , qu'un orage , pendant la saison chaude , grossit brusquement; l'irrigation des prairies au printemps, couvre de nappes d'eau ce pays boisé ; en tous temps l'humidité est inégalement répartie , elle manque aux monticules , le bas-fonds en regorge ; la circulation de l'air y est gênée ; les effluves, qui s'exhalent de cette terre tantôt humide , tantôt sèche , y séjournent plus long-temps que dans une plaine.

Les corps lymphatiques de l'enfant, de la femme dont la peau est molle , et le système absorbant très-développé , sont facilement imprégnés des vapeurs âcres que l'air tient en expansion.

Chez l'un , leur impression passagère détermine une phlegmasie cutanée réellement idiopathique , subite et souvent sans pyrexie , ne différant peut-être de l'érysipèle simple que par l'étendue du tissu vasculaire affecté.

Chez l'autre malencontreux , un miasme plus délétère introduit, et par le système pulmonaire , et par le cutané, agace , irrite tout l'organisme et sollicite cet effort réactif, ce *conamen naturæ mortem avertere conantis*, qui des dernières extrémités vasculaires rouges , tend à chasser au-dehors, par les pores exhalans , le virus morbifique.

L'idiosyncrasie du sujet pourra rendre la phlegmasie plus grave, elle pourra se compliquer des
maladies constitutionnelles. A la fin de septembre 1818, une rougeole, que je voyais, a été
accompagnée dès le début, d'une fièvre à type
rémittent, et à la fin, intermittent tiernaire;
l'éruption reparaissait à la nuque, pendant chaque exacerbation; mais, trop de fois j'ai gémi
sur des individus d'âge, de tempérament divers,
et d'une santé digne d'envie, trop de fois la terminaison a été funeste avec une violence indicible pour que je ne reconnaisse pas un caractère spécifique de gravité à la fièvre symptomatique qui accompagne l'éruption que je décris.
Si la mort est due à une complication adynamique ou ataxique, elle est plus lente. La
fièvre propre à la phlegmasie tue avec la rapidité de la foudre, et le faible et le fort. Une métastase subite sur le cerveau, est le dernier phénomène morbide d'un virus, dont la nature intime, cachée dans les émanations empoisonnées
qui s'exhalent de la terre, restera probablement
toujours inconnue.

L'âcreté de ce principe ne s'éteint pas dans sa
première victime, il se communique de corps à
corps. L'exaltation des forces vitales, du système nerveux surtout, est le meilleur préservatif
de la contagion. Un amant prodiguait à sa maî-

tresse couverte d'une scarlatine, dont elle périssait le lendemain, les baisers les plus las-
cifs, et la santé de cet imprudent fut conservée.

Pendant la même épidémie, dans la même
maison, parmi les enfans atteints par communication, l'un porte la scarlatine, l'autre la rougeole ; donc ces deux phlegmasies ne diffèrent,
comme le pense le docteur Morton, que dans le
mode d'efflorescence. Que le nombre des bou-
tons soit dû à la violence de la cause, ou à la
disposition du sujet, je crois qu'il fait le danger
de la maladie. L'intensité de la fièvre suit le rapprochement des taches scarlatines, de même
que dans la variole, elle est en raison de la
quantité des pustules, de même encore que l'inflammation locale, qui entoure les insertions
vaccinales, est plus forte, si on les rapproche
trop les unes des autres.

Ce dernier virus (le vaccin), n'est point détruit et rarement retardé dans sa marche par la
complication de la phlegmasie, dont je m'occupe.

Le 2 avril 1805, Turquet, âgé de seize mois,
est atteint, deux jours après l'insertion vaccinale, d'une fièvre, suivie d'éruption rouge, et
les deux phlegmasies marchent régulièrement
ensemble.

La scarlatine ou rougeole n'attaquent-elles
le même individu qu'une fois dans sa vie ?

Des savans du plus grand mérite, prononcent hardiment l'affirmative. (1) Un professeur non moins recommandable émet la même opinion avec quelque réticence (2).

Pour balancer des autorités qui font loi, il faut des faits, et pour en avoir, il suffit de vivre dans un pays où ces phlegmasies rouges soient démiques.

Déjà le docteur Roberdière, dans l'ouvrage précité, annonce page 26, qu'un enfant qui avait eu une scarlatine au printemps, eut une rougeole grave pendant l'été. J'ajouterai que celui qui communiqua, en 1800, aux sujets des deux premières observations de cet auteur, une scarlatine qui leur fut funeste, éprouva, dix ans plus tard, une seconde scarlatine dont il faillit être la victime. Mais sans multiplier les citations jusqu'à satiété, je puis répondre que dans le courant de l'année 1816, mon neveu a eu deux fois la scarlatine et une fois la rougeole, que ma fille a éprouvé deux années de suite, d'abord une rougeole, puis une scarlatine. D'où je conclus qu'il est possible qu'en général ces maladies n'attaquent qu'une fois le même individu, mais que l'influence locale, qui multiplie les causes,

---

(1) Cullen, méd. prat. vol. 1ᵉʳ., page 595.
(2) Pinel, nosographie philosophique, pages 64 et 74.

multiplie aussi les mêmes effets sur les mêmes corps.

Enfin, la fièvre scarlatine, avec ou sans angine, existe-t-elle quelquefois sans éruption? et l'angine maligne et contagieuse reçonnaît-elle la même étiologie que la phlegmasie cutanée?

Stoll, dont j'ai osé combattre la doctrine dans les corollaires précédens, parce que la vérité l'a emporté sur le respect que commandent les œuvres de cet illustre praticien, croit l'assertion prouvée (1).

Un fait extrait de ma pratique, et dont tous les acteurs existent, confirmerait à lui seul cette vérité aphoristique.

Au commencement de novembre 1816, le fils de M. Gaupuceau, âgé de 12 ans, quitte le collége pour une indisposition en apparence légère, et habite la maison de sa grand'mère. Le troisième jour de la fièvre, une éruption scarlatine se manifeste et parcourt ses temps avec un danger proportionné à la faiblesse individuelle.

Le malade reçoit les soins d'un domestique et d'une cuisinière; le premier, âgé de vingt ans, d'un tempérament sanguin et fort, fait une

_____

(1) [Hæc quidem ita videntur], Stoll de febribus, page 117.

scarlatine ataxique, de la plus grande gravité ; la cuisinière âgée de trente-cinq ans, d'un tempérament sanguin et nerveux, sujette aux phlegmasies de poitrine, est atteinte d'une péripneumonie qui se juge par une éruption miliaire blanche et rouge. La grand'mère, qui n'avait eu communication qu'avec les domestiques, éprouve une angine gutturale compliquée de gastricité.

La mère du petit malade arrive de la campagne, habite une maison séparée et voit rarement son fils, elle en est également quitte pour une angine gutturale ; enfin une petite fille de trois ans, qui n'avait point vu son frère, mais qui quittait rarement sa mère, éprouve une légère éruption rouge, apyrétique.

Dans ces événemens minutieusement détaillés, peut-on méconnaître l'influence du germe scarlatin, faisant une explosion variée en raison de l'idiosyncrasie des sujets et de leur exposition aux miasmes du corps contagieux ?

L'observation de deux angines gangreneuses, qui furent funestes, et que je rapporterai à la fin de cet article, servira de complément à ma preuve.

Mais il est constant, dira-t-on, que les muqueuses nazale et lacrymale sont plus souvent affectées

affectées dans la rougeole ; et la gutturale dans la scarlatine.

Cette variété symptomatique ne permettra pas au praticien de reconnaître une contagion singulière à chaque mode de phlegmasie, plutôt qu'il n'admettra une cause différente pour la pleurésie et la péripneumonie.

En effet, outre qu'il existe peu de rougeoles graves sans atteinte vers la gorge, l'explication de ce phénomène ne découle-t-elle pas naturellement de son étiologie ? Lorsque la phlegmasie est simple, sans pyrexie, elle ne peut être due qu'à une impression passagère du miasme sur le système cutané ; les organes de la vue et de l'odorat, sans cesse béants, doivent donc, à raison de leur susceptibilité, en éprouver l'effet plus vite que la peau.

La vapeur mortifère est-elle plus chargée ? le sujet y séjourne-t-il plus long-temps ? la bouche et l'organe pulmonaire s'ouvrent alors à la contagion, la courbure du voile du palais et de l'arrière gorge réfléchissent et arrêtent la colonne d'air infectée, la tache vénéneuse s'y empreint et devient à l'instant un foyer d'attraction qui peut, à ses dépens, débarrasser les muqueuses voisines, comme l'art y réussit quelquefois par une dérivation salutaire.

La symptomatologie descriptive de la scarla-

12

tine, à Vire comme ailleurs, ne varierait pas moins que son étiologie et sa nature, si l'on bornait son observation à quelques faits épars, puisque la maladie change sans cesse de forme et quelquefois d'habit, suivant les individus et les temps.

« *Mitissima subindè, non numquam passim* » *funesta; durationis vel in eádem constitu-* » *tione differentis, nunc intra paucos solùm* » *dies, nunc verò plures septimanas con-* » *clusa,* » a dit Stoll avec vérité et avec une concision inimitable.

Au début, frisson, chaleur et fièvre conti-nue, avec ou sans vomissement, coryza, lar-moiement, angine, ou absence d'un et sou-vent de tous ces symptômes : quelquefois apy-rexie et rougeur subite; plus souvent taches rouges, avec étendue et nuances diverses, du troisième au quatrième jour, à la face d'abord; mais pendant les saisons froides ou chez les in-dividus faibles, plutôt au dos, aux fesses, aux parties sur lesquelles le corps repose.

Chaleur âpre et mordicante à la peau, dou-leurs vagues et léger gonflement des extrémités : souvent toux sèche et répétée, la langue et les membranes palatine et gutturale rouges; alté-ration vive.

Symptômes favorables. Du 6°. au 7°. jour di-

minution de la fièvre, chaleur moins intense,
peau halitueuse, rougeur plus pâle ou plaques
moins rapprochées. Liberté de la déglutition, légère diarrhée, urines sédimenteuses et desquammation progressive.

Symptômes fâcheux. Rougeur générale, intensité de la couleur, peau brûlante au tact,
diarrhée colliquative, avec ou sans angine gangreneuse, taches pétéchiales, délire.

Alors, mort prompte, imprévue du 4ᵉ. au 5ᵉ.
jour et quelquefois plutôt. La maladie plus tar-
divement prolongée, doit sa longueur à une
complication fébrile, soit l'adynamie, soit l'a-
taxie : la terminaison dans ces cas, est tantôt
heureuse, ou par résolution ou par métastase
salutaire, tantôt funeste, soit par delitescence,
soit par métastase sur les organes vitaux.

Sa complication la plus ordinaire à Vire, est
l'adynamie muqueuse. Depuis 1801, la scarlatine n'y avait pas été épidémique jusqu'à la fin
de l'hiver de 1819; mais sans quitter le terrain,
chaque année elle a enlevé sporadiquement plusieurs individus. L'angine gangreneuse plus rare,
n'a presque jamais été la cause de mort, c'est
l'exanthème cutané, qui toujours a été principalement meurtrier. (1)

_____

(1) Un coup-d'œil comparatif entre la constitution mé-

L'indication thérapeutique consiste à entretenir l'efflorescence à la péripherie, l'y attirer si elle est retardataire, opérer et diriger des métastases favorables, modérer ou exciter le mouvement fébrile, à son déclin solliciter la sortie du principe contagieux par les émonctoires les plus propices ; enfin, combattre les complications à l'aide des moyens convenables.

Dans les cas simples, soustraire mon malade à l'air froid, l'abreuver de boissons tièdes et légèrement diaphorétiques pendant et après l'éruption, à la fin de la desquamation passer un ou deux purgatifs ; telle était ma méthode curative.

---

dicale des années 1800, 1801, et celles de 1818, 1819, donnera l'étiologie de l'épidémie dernière.

Causes prédisposantes communes. Absence du froid, continuité d'une température humide et tiède, printemps précoce.

Mêmes causes occasionnelles. Dessèchement rapide des terrains mouillés, effluves délétères suspendus dans l'air, variation de température, agacement subit du système cutané par un vent aride du nord-est, après les vents mous et relâchants du sud.

Pronostic expérimental. Vers l'équinoxe d'automne, augmentation de l'épidémie et en nombre et en gravité, si l'été a été humide et si la saison suivante est variable : décroissance, si l'été a été sec et le passage d'acclimatement doux et insensible.

Au vomissement, que la sabure de la langue et la gravité moins prononcée des accidens, faisaient reconnaître pour symptôme de gastricité, j'opposais, dès le principe, l'ipécacuanha ou une petite dose de tartrite antimonié de potasse.

La rougeur âpre de la langue, la chaleur dévorante de la peau, les vomissemens répétés annonçaient la présence du virus sur la muqueuse digestive, et contre-indiquaient impérieusement tout vomitif. Alors, les calmans étaient peu salutaires ; plusieurs fois, le vomissement cédait aux vésicatoires volans de la région épigastrique aux extrémités inférieures, et je crois devoir à l'emploi précoce de ce dérivatif, qui agit ici de la même manière que dans l'érysipèle phlegmoneux tant de succès, que je ne puis trop en vanter l'usage, je dirais presque merveilleux, lorsqu'il n'est point tardif.

Des flanelles imbibées d'eau tiède favorisaient, sur les extrémités, l'efflorescence difficile, des frictions avec une brosse allaient au même but ; l'angine était diminuée au moyen du liniment ammoniacal appliqué autour du col, sur de la laine ou du coton.

Le vin, le quinquina, étaient mes remèdes contre l'adynamie. Les boissons délayantes s'opposaient à l'excès de fièvre. Rarement quelques

sangsues étaient mises à la poitrine ou à la gorge.
Jamais je n'indiquai la saignée; je fus trop
avare, peut-être, de cette évacuation recomman-
dée, par des praticiens judicieux, dans la chaleur
âcre et mordicante. Cependant l'âge, le sexe et
le tempérament lymphatique des victimes habituelles justifient une répugnance dont je n'ai
point eu à me repentir dans les cas ordinaires.
L'efficacité de la saignée eût-elle été plus grande
contre ces morts promptement effrayantes, que
j'attribue à une métastase sur le cerveau? Le
raisonnement et quelques succès, me semblent
d'accord pour indiquer de préférence les irritans externes, répétés et surtout appliqués de
bonne heure.

Les maladies consécutives, souvent plus graves,
sont multipliées dans l'arrondissement de Vire,
en raison de la fréquence de la phlegmasie et des
variations de l'atmosphère.

Dépôts critiques, induration des glandes, phthisies pulmonaires, pleurésies brusquement mortelles, anasarque, telle est la queue du fléau endémique à la tête de laquelle je dois placer les fréquentes lésions du système osseux, nécroses ou
caries vermoulues, qui attaquent les sujets faibles, qui avaient une disposition héréditaire au

scrophule, ou qui ont commis des erreurs de régime. (1)

Chacune de ces affections transmises par le système absorbant, nécessite un traitement particulier. L'art prophylactique de tant de maux, épargnerait bien des larmes.

Le plus heureux des moyens serait, sans doute, celui qui détruirait la cause du fléau. Il rentre dans le domaine de l'hygienne publique et réclamerait l'intervention de l'autorité supérieure.

La défense expresse d'abattre les plantations des terrains élevés ou en pente rapide, des encouragemens pour les multiplier, l'obligation de diminuer le boisé des terrains bas et humides, me sembleraient propres à atteindre le but salutaire.

L'eau séjournerait plus long-temps sur les côteaux, arriverait moins vite à leur base; quelques travaux simples et de pure localité aide-

---

(1) Pendant un voyage fait à Vire, à la fin de juin 1819, j'ai observé chez des enfans, qui avaient eu la rougeole au commencement du printemps, un nombre effrayant d'ophthalmies rebelles, d'albugo et de leucoma.

On doit, sans doute, accuser les parens d'insouciance, mais cette erreur a lieu partout, et les résultats n'en sont pas aussi fâcheux ailleurs.

raient encore les écoulemens; alors l'évaporation des bas-fonds moins considérable, plus facile, cesserait de donner lieu à tant d'effluves morbiferes.

Si l'intérêt particulier s'opposait aux mesures d'utilité générale que je propose, il resterait encore à opposer, aux maladies succédanées dont j'ai parlé, la privation de l'air extérieur, même long-temps après la desquammation, la continuation indispensable des boissons diaphorétiques, afin de favoriser l'éruption secondaire des plaques qui, souvent apparaissent à la peau, quinze jours après le déclin fébrile, l'application impitoyable des exutoires, et enfin, la répétition sage des purgatifs doux.

Quelquefois un bain légèrement tiède, ne serait-il pas avantageux ?

OBSERVATION Ire.

En juillet 1816, on voyait dans la ville de Vire quelques fièvres rouges. Mlle. Dorière, âgée de dix-sept ans, de stature petite, bien constituée et d'un tempérament sanguin, fait visite à une amie attaquée de scarlatine et revient, chez elle, frappée de l'idée de la contagion.

Pendant la nuit, insomnie, agitation, terreur qui continuent tout le jour.

Le soir, horripilation, frisson, puis chaleur, céphalalgie, soif intense, vomissemens.

Le 2ᵉ. jour au matin, menstruation, chaleur âpre à la peau, soif ardente. Continuation des mêmes symptômes pendant la journée. (*Prescription d'une infusion de sureau acidulée avec le sirop de limon et eau de veau.*)

Le 3ᵉ., peau halitueuse, éruption de larges taches rouges aux bras, au col et au dos, diminution des accidens ; le soir, efflorescence scarlatine générale : pendant la nuit, deux ou trois évacuations, chaleur médiocre et marche régulière de la maladie.

Le 4, vers midi, chaleur plus ardente, mouvemens convulsifs : (*vésicatoires aux jambes.*) Délire dans l'après midi, fièvre violente, chaleur insupportable au tact, convulsions répétées, suppression des menstrues. Pendant la nuit, diarrhée colliquative, sueurs froides, délitescence et mort le 5ᵉ. jour au matin.

———

Dans le mois d'août suivant, une jeune demoiselle âgée de vingt-deux ans, douée d'un tempérament sanguin, d'une force et d'une santé rares, est également attaquée, pendant les menstrues, d'une scarlatine gagnée, par contagion, auprès d'une nièce.

Le peu de gravité des symptômes fit que la

malade ne s'astreignit à aucun régime; elle prenait encore des alimens le 5e. jour. La voyant alors pour la première fois, je prescrivis et la diette, et une infusion légèrement diaphorétique.

Les symptômes étaient favorables, l'enjouement naturel continuait, et tout présageait une terminaison heureuse.

Le 6, à midi, l'évacuation menstruelle persistait encore; à deux heures, même état satisfaisant, au point que la famille quitte la malade pour assister à l'office divin. A quatre heures, suffocation, suppression des menstrues, rougeur intense et violetée de la peau, délire et mort entre sept et huit heures du soir.

Ces deux observations identiques, extraites du nécrologue trop long des maladies scarlatines, et choisies exprès, avec l'épiphénomène menstruel, ne viennent-elles pas à l'appui de l'opinion de Huxham et de Morton, qui regardent les hémorragies utérines comme funestes dans les varioles, de Diemerbroeck, qui appelle mortel ce symptôme dans les fièvres adeno-nerveuses?

Ces exemples, auxquels je pourrais en joindre quelques autres, notamment le sujet de la première observation citée par le docteur Roberdière, page 138 de son ouvrage sur la scarla-

tine, et qui contracta la contagion, en couchant,
pendant la menstruation, avec son fils atteint
de cette phlegmasie, n'indiquent-ils pas encore
l'aptitude plus grande de la femme à s'impré-
gner des virus contagieux, pendant le temps de
son évacuation périodique ?

Enfin, cette hémorragie naturelle qui devient
cause de mort par la délitescence qui la suit,
est-elle une recommandation grande pour la saignée, dans les scarlatines ou rougeoles ?

OBSERVATION IIe.

Les malades que je viens de citer, n'éprou-
vèrent point d'angine ; celles, dont j'ai à parler,
eurent une angine gangreneuse et point d'efflorescence scarlatine. Donc cette question de Stoll, (1)
(*an febris scarlatinosa, sine scarlatiná, æquè
frequens tam cum, quàm sine anginá? Et
an angina putrida, maligna, contagiosa,
ab eodem miasmate, ut scarlatina?*) est de
nouveau résolue affirmativement.

En mars 1814, il régnait encore sporadiquement à Vire et dans les environs, des scarlatines
et des rougeoles.

Dans les derniers jours du mois, la femme
Duparc, âgée d'environ quarante ans, d'une

_____

(1) *De febribus*, page 117.

constitution forte et grande, tempérament sanguin et nerveux, se plaint d'une angine gutturale, dont la gravité est méconnue pendant les
premiers jours. J'omets de parler des symptômes
et du traitement qui me furent étrangers ; la
malade périt le 7ᵉ. jour, avec des escarres gangreneuses au voile du palais et dans l'arrière-
bouche.

Le jour de la mort de cette femme, sa fille,
âgée de dix-huit ans, du même tempérament,
récemment mariée, rayonnante de fraîcheur et
de beauté, est atteinte de la même maladie contractée auprès de sa mère et en buvant dans le
même vase. Je la vis le lendemain de l'invasion.

Symptômes. Au début, frisson suivi de chaleur, dont l'intensité avait augmenté graduellement, douleur vive dans le gosier, dégluti-
tition difficile, vomissemens.

Le 2ᵉ. jour, à l'instant de ma première visite,
la peau était brûlante sans aucun changement
de couleur, la langue couverte d'enduit sabural,
blanchâtre, l'arrière-gorge d'un rouge vif, la
céphalalgie médiocre, le battement artériel très-
précipité.

Le 3, mêmes symptômes, déglutition plus
difficile, escarres d'un gris cendré au palais et
à son voile, rougeur plus foncée du pharinx,

diarrhée, agitation extrême, difficulté de res-
pirer, position horizontale impossible; la malade était toujours debout ou assise.

Le 4, chute des escarres, provoquée la veille
par leur attouchement avec un pinceau impré-
gné d'acide sulfurique, battement du pouls
moins précipité, chaleur moins intense, respiration plus libre, déglutition toujours gênée,
courage inoui de la malade et lueur trompeuse
de succès.

Le 5, nouvelles escarres grisâtres, plus larges
et plus multipliées que les premières, odeur infecte de la bouche, rougeur violetée du pharinx,
pouls petit et mol.

Le soir, taches pétéchiales au col et à la
partie supérieure de la poitrine, déglutition presque impossible, conservation des forces musculaires et de l'énergie vitale; mort dans la nuit.

J'avais suivi le traitement suivant.

Le 2ᵉ. jour de la maladie, *dix sangsues autour du col et deux heures après un grain et
demi de tartrite antimonié de potasse. Eau de
veau, eau d'orge miellée, gargarisme légèrement acidulé.*

Le 5, *décoction de quinquina acidulée avec
l'acide sulfurique, potion aromatique éthérée
et camphrée, gargarisme tonique et acidulé,
liniment ammoniacal autour du col.*

Le 4, continuation des mêmes moyens et quelquefois un peu de vin généreux; même thérapeutique le cinq.

OBSERVATION IIIᵉ.

Je finirai cet article par un des faits nombreux qui attestent les dangers consécutifs des phlegmasies cutanées que nous décrivons.

Choneaux, âgé de onze ans, né de parens sains, dont les frères et sœurs sont exempts de maladies lymphatiques, habitait près Vire, le village de la Benardière, sis sur un plateau sabloneux, très-élevé, ouvert à tous les vents et très-salubre.

En août 1800, cet enfant éprouve une rougeole simple; il en guérit presque sans soins.

Au commencement de septembre, pendant la convalescence, il plonge ses jambes dans une fontaine d'eau de source, très-froide en été.

Des le lendemain, douleur vive à la partie moyenne et antérieure de la jambe droite; les accidens sont négligés pendant cinq à six jours; enfin, le malade cesse de marcher et on réclame mes soins.

Une tumeur grosse, à peine comme une amande, existait vers le tiers inférieur de la crète du tibia; elle était rouge, très-douloureuse et dure au toucher.

J'essayai d'opérer une dérivation par un purgatif et de calmer les douleurs, qui se faisaient
sentir dans toute la longueur de l'os, avec un
cataplasme émollient. La supuration s'établit et
le petit foyer fut ouvert de suite pour éviter
le séjour du pus sur l'os.

Ces précautions furent inutiles ; l'impulsion
mortifère était donnée, le tibia se nécrosa dans
ses deux tiers moyens, et il me fallut extraire
le séquestre avec la gouge et le maillet, au bout
de dix-huit mois environ. Pendant ce laps de
temps, une fièvre avec adynamie menaça les
jours du malade.

Après l'opération, nouveaux dépôts par congestion vers l'articulation ileo-fémorale gauche
et dans les environs du grand trochanter, carie
vermoulue à cette portion du fémur, supuration
longue; soutien continuel de la vie par l'usage
alternatif des amers, des antiscorbutiques et
des meilleurs soins diététiques, que des parens
pauvres mais bons et humains prodiguèrent à
leur enfant, à la sueur de leur front, pendant
cinq ans.

La guérison fut complète à seize ans, et il ne
reste à Choneaux, de sa longue maladie, qu'une
claudication avec raccourcissement de l'extrémité inférieure gauche.

Système Muqueux.

Le système muqueux, suppléant né de la peau, égout naturel des faibles, comme je l'ai déjà dit, est, plus que toute autre partie de l'organisme animal, sujet aux congestions dans l'air humide, froid et variable du bocage.

Les phlegmasies de ses diverses membranes, forment la moitié des affections que la médecine doit y combattre, et chacun de ses genres retrouverait ici sa place aussi bien que parmi les maladies constitutionnelles ou épidémiques.

Cependant, les coryza, angines gutturales, croup et catarrhes, sont les plus fréquens; mais ils régnent surtout en hiver ou au commencement du printemps. Les phlegmasies de la muqueuse intestinale s'observent en automne; mais elles sont rares, et pendant dix-huit ans, je n'ai vu que des dissenteries sporadiques, sans épidémie réelle.

Les ophthalmies sont communes; les unes sont symptomatiques du scrophule, les autres sont locales et passagères, celles-ci sont, surtout, dues à l'impression caustique de la chaux. Cette terre n'est guères employée par le laboureur pour fertiliser son champ, qu'il ne l'ait mélangée avec du terreau; il tourne et retourne plusieurs fois cette poudre, puis la sème. Le vent la porte sur

la

la conjonctive, elle y détermine des phlegmasies, avec ulcération des paupières, souvent rebelles et qui réclament l'emploi des émolliens et des mucilagineux.

La même cause agissant sur la trachée-artère, occasionne des angines trachéales, fréquemment mortelles.

Nous nous bornerons donc à traiter ici et de la gastrite chronique et de la phthisie pulmonaire, qui lèvent annuellement leur tribut endémique sur la population de cet arrondissement.

GASTRITE CHRONIQUE.

J'ai adopté cette dénomination pour une maladie très-commune dans la Basse-Normandie. Le mot *pyrosis*, dont se servent quelques auteurs, exprime bien un des symptômes principaux ; mais il n'embrasse pas leur généralité et peint mal l'essence d'une affection, qu'au surplus je ferai mieux connaître par ses phénomènes pathologiques, que par un nom.

Symptômes. Anorexie fréquente, saveur fade ou nausées acides, pyrosis, gastrodynie après les repas ; d'abord, vomissement à jeun d'un liquide clair et aigre, plus souvent d'un mucus visqueux et gluant ; enfin rejet, chaque jour, d'une partie ou de la totalité des alimens, constipation habituelle, pâleur de la face, froid cutané et néanmoins soutien des forces.

Le tempérament lymphatique est le sujet de la maladie. L'homme l'éprouve aussi souvent que la femme ; celui-là plutôt par abus, celle-ci par idiosyncrasie.

Pour établir son étiologie, il faut faire concourir et les causes climatériques et le genre de nourriture des habitans.

L'air froid, humide et variable du Bocage, répercute la transpiration ; cette humeur afflue où il y a irritation, et souvent celle-ci est fixée sur la muqueuse de l'estomac, par l'usage journalier du lard salé et quelquefois fumé , des soupes âcres que cette viande confectionne, de la bouillie de sarrasin faite au lait aigre , du petit cidre, vieux et parfaitement acide.

L'abus du cidre pur ou de son alkool récent, qui est âcre et empyreumatique, produit les mêmes effets chez les ivrognes.

Une fois, je les ai vus symptomatiques de l'hypocondrie chez un curé , et faire place à la manie.

Dans tous les cas, il y a eu d'abord, irritation et phlegmasie latente de la muqueuse gastrique, secrétion augmentée, viscosité plus marquée de ses sucs ; puis , à la longue, relâche-

ment de ses tissus, infiltration atonique du sang
dans les capillaires, et état variqueux de quelques gros vaisseaux.

La première série des phénomènes maladifs
appartient à la gastrite aiguë ou chronique commençante; l'autre offre un état passif d'engorgement, que je ne puis consentir à ranger dans
la classe des phlegmasies, quelle que soit l'épithète atténuante à l'ombre de laquelle on s'efforcerait de l'y glisser.

Ce mode d'affection commence là, où l'état
inflammatoire finit; il en est le résultat et l'opposé. Il est à la muqueuse stomacale, ce que
l'écoulement muqueux, quelquefois interminable, qui suit la gonorrhée syphilitique, est à
la membrane du canal de l'urètre; je mettrai
encore sur la même ligne l'engorgement variqueux de la conjonctive à la fin des ophthalmies
scrophuleuses. Ici, le système exhalant l'emporte par atonie; dans la phlegmasie, l'exaltation de sensibilité détermine l'excès de secrétion.

La différence essentielle qui existe entre ces
deux états pathologiques, doit entraîner opposition dans leur traitement.

Si la gastrite aiguë ou chronique commençante réclame, de même qu'une inflammation

vive de la peau, la déplétion des vaisseaux par
une saignée locale, et l'application immédiate
des mucilagineux et des adoucissans ; les stimulans seront, au contraire, indiqués dans ces
infiltrations sanguines qui, pendant les hivers,
obstruent aux extrémités du corps, les systèmes
cellulaire et cutané des individus lymphatico-
sanguins, maladies qu'on comprend sous le nom
générique d'engelures, et qu'on classe toutes, à
tort, dans la classe des phlegmasies.

L'application de ces principes a dirigé mon
traitement dans le genre d'affection chronique
qui succède à la gastrite et pour lequel on est
plus souvent consulté, que pour la maladie primitive.

Trois indications principales s'offrent au médecin : débarrasser l'estomac des sucs acides qui
surabondent, ou des paquets glaireux qui le
tapissent, calmer les douleurs, et présenter à
la digestion un aliment facile à assimiler.

Une dose modérée d'ipécacuanha et à laquelle
il faut revenir pendant le traitement, diminue,
avec avantage, l'abondance du mucus glaireux
amassé, et ranime le ton de la membrane. (1)

_____

(1) Les vomissemens diététiques, en usage chez les anciens égyptiens et parmi quelques peuples de la Grèce,
dont les historiens font mention, indiquent, qu'on avait
alors à combattre la même diathèse due aux mêmes causes,
l'humidité et les variations de température.

Lorsque les acides dominent, je préfère donner pendant quelques jours, le matin, à jeun, deux ou trois gros de magnésie dans un verre d'eau froide. Ce moyen vuide les intestins et établit une diarrhée salutaire.

Plus tard, il est nécessaire d'entretenir une irritation dérivative dans le canal intestinal, avec des bols savoneux et aloëtiques.

L'eau de menthe poivrée, l'éther sulfurique, le laudanum liquide forment une potion qui diminue la flatulence et la gastrodynie. Elle sollicite l'action du tissu muqueux et ne serait nuisible que dans les cas de phlegmasie aiguë, ou chronique encore commençante.

Enfin, le lait pour toute nourriture, est le moyen par excellence et qui nourrit et qui calme. Dans des cas moins graves, on permet le pain, les œufs frais; pour boisson, l'eau avec addition d'une cuillerée d'eau de fleurs d'oranger ou quelques gouttes d'alkool. On revient par degrés aux viandes fraîches. Mais les bouillons, la soupe et le cidre, doivent être proscrits. La tentative de leur usage est toujours suivie d'une rechute.

La fréquence de cette disposition maladive m'a fait essayer plusieurs moyens curatifs. Celui que je propose, est fondé sur une théorie rationelle et est appuyé de l'expérience. Il a souvent guéri et toujours soulagé.

Quelquefois, la terminaison est heureuse ; plus souvent il y a récidive, et le combat est long. Mais aussi, dans bien des cas, une héma- témèse termine brusquement la vie, ou une affection cancéreuse du pylore fait passer le malade par la longue filière du marasme le plus complet.

Les moyens prophylactiques sont, l'abandon des alimens que j'ai désigné comme cause de maladie, l'adoption des gilets de flanelle sur la peau, les frictions sèches et le soin particulier d'éviter le froid des pieds.

L'usage de la pipe, presque inconnu dans nos campagnes, opérerait une excitation dérivative, salutaire.

PHTHISIE PULMONAIRE.

Sa nature varie en raison de la cause et du tempérament.

Un sujet lymphatique, faible, sensible aux variations atmosphériques, a trouvé, pendant toute sa vie, un suppléant des fonctions de la peau, dans les muqueuses bronchique et pul- monaire ; aucune circonstance accidentelle n'a déterminé une phlegmasie, au moins notable ; la force tonique de ces membranes s'est perdue insensiblement, elles ont abondé en secrétions muqueuses épuisantes ; le parenchyme du poumon s'est, pour ainsi dire, fondu et atrophié ; telle est l'origine et la marche de la phthisie muqueuse, triste lot de la vieillesse.

Avant l'âge, la profession développe le même mode maladif, chez l'artisan papetier.

Sa peau décolorée, la faiblesse de son systême musculaire, sa démarche nonchalante, annoncent le tempérament lymphatique acquis dans l'atmosphère toujours humide des moulins. Le compagnon, dit l'*ouvreur*, courbé sur la cuve, respire sans cesse la vapeur tiède du liquide qu'elle contient. Ses voies aériennes reçoivent la même excitation que la main soumise à la même influence, relâchement des solides, raréfaction des fluides et leur passage dans les capillaires les plus déliés, état variqueux des vaisseaux, perte de ton du tissu muqueux, secrétions augmentées et phthisie de même nature que la première, ou avec mélanose.

L'habitude de commencer la journée au milieu de la nuit, et de faire souvent un quart de lieue pour arriver à l'usine, ajoute encore au danger du genre de travail ; elle cause des phlegmasies successives qui se terminent quelquefois par supuration, et qui accélèrent alors l'instant de la chute.

Le jeune homme, à fibre sèche, de la commune du Champ-Duboult, dont le poumon a été nourri dès le jeune âge, de l'air pur et vif de sa montagne, transplanté à l'âge de puberté, sur le pavé de Paris, pour y exercer le métier de brocanteur, détermine par ses cris perçants et répétés, un excès d'action vers les organes respiratoires, déjà le centre des mouvemens de la nature chez l'adolescent. L'abus du vin et de l'eau-de-vie, dans lesquels il puise des forces passagères, augmente l'irritabilité; une hémoptysie active, est bientôt la suite de la congestion locale; un traitement convenable et la cessation de la cause, triomphent une ou deux fois; l'effet se renouvelle avec les cris; une seconde phlegmasie s'ente sur celle qui finissait et amène tôt ou tard une phthisie pulmonaire inflammatoire, tantôt aiguë, tantôt chronique, soit ulcéreuse, soit tuberculeuse.

Cette dernière, trop commune dans l'arrondissement, est ou simplement accidentelle, ou avec prédisposition héréditaire.

Un tempérament sanguin, irritable, trop faible pour éprouver des inflammations fortes, doit aux variations subites de l'atmosphère, des reflux de transpiration sur une partie quelconque des séreuses ou muqueuses thorachiques; une phlegmasie légère ou une simple irritation

négligée, forme le point d'attraction d'une nouvelle ; les vaisseaux sanguins et lymphatiques
s'engorgent ; la circulation est suspendue dans
quelques extrémités capillaires ; la partie la plus
fluide du liquide contenu s'évapore ; l'autre durcit, fait corps avec le vaisseau et devient ainsi
le noyau d'un tubercule, que la même cause
répétée vient enflammer, en même-temps qu'elle
jette de nouveaux germes.

Pour expliquer la transmission, par voie
de génération, j'adopterai l'idée d'une disposition organique passée des parens aux enfans,
mais en ce sens qu'elle entraîne même conformation, même tempérament, même élaboration
des fluides, même vice dans leur composition
et distribution, lequel se manifestera sous diverses nuances, à diverses places, suivant l'âge
et la cause efficiente. Autrement, l'identité d'une
simple organisation locale me rendrait bien
compte d'une gibbosité héréditaire, mais elle
serait insuffisante pour donner la solution des
faits suivans, que tout, praticien, qui a long-
temps exercé son art dans les mêmes familles,
a vu souvent se reproduire.

Un père perclus de goutté, dès le jeune âge,
marié à une femme saine, voit périr deux enfans
encore adolescens, de phthisie tuberculeuse ; un
troisième est couvert de dartres squammeuses.

Un autre père presque aussi goutteux , a engendré une fille horriblement scrophuleuse dès le bas âge.

Une femme, d'environ quarante‑cinq ans, mère de plusieurs enfans, portait dans le bas‑ventre une tumeur squirreuse, très-sensible au tact , et dont on pouvait augurer le siége dans un des ovaires. Elle devient enceinte, accouche inopinément à terme et meurt des suites de sa couche.

A l'ouverture cadavérique , on trouva le corps de la matrice lardé de sept tumeurs squirreuses , dont deux étaient dégénérées.

L'enfant qui naquit alors , est âgé de sept ans , et ne porte encore l'empreinte d'aucun vice ; une fille , de douze ans , a, depuis longues années , une carie scrophuleuse au métacarpe de la main gauche et à un des gros orteils.

Quelle que soit, au surplus , la cause prochaine de ces phénomènes , dont l'obscurité donne des armes presque égales pour en établir ou en détruire la théorie, je pense qu'on peut rapporter aux trois espèces de phthisies sus-mentionnées , toutes celles qui règnent dans l'arrondissement.

La muqueuse réclame un traitement tonique et stimulant. Quelques infusions d'hyssope, de lierre terrestre aiguisées avec l'oximel scillitique ,

l'ipécacuanha en pastilles, et de loin en loin en
poudre, à dose suffisante pour exciter au vomissement, le quinquina, en décoction rapprochée
et coupée avec égale quantité de lait, admi-
nistré matin et soir, un peu de bon vin, des
exutoires, des frictions sèches, la laine sur la
peau, voilà les moyens à l'aide desquels j'ai combattu la phthisie muqueuse avec des succès
variés.

Une méthode inverse convient dans la seconde
espèce : des saignées peu copieuses, souvent re-
nouvelées, des boissons mucilagineuses et miel-
lées, le lait coupé avec la décoction de gruau
d'avoine, une nourriture végétale, quelques œufs
frais, ont souvent redonné la vie à la jeunesse
laborieuse dont j'ai parlé, lorsque je l'ai vue à
temps, et surtout lorsque la volonté et la possibilité lui ont permis de renoncer à un métier
plus meurtrier qu'on ne le pense.

Des faits positifs justifieront mon assertion.

La statistique de l'arrondissement pour l'année 1806, porte la population de la commune
du Champ-Duboult, dont presque tous les hommes sont brocanteurs à Paris, à mille quatre cent
un individu. Le nombre des hommes veufs,
est de dix-neuf, celui des veuves, est de cent
deux. Or, cette proportion désastreuse ne se
trouve nulle part.

Je m'abstiendrai de parler du traitement de la phthisie tuberculeuse, si rarement heureux. Il doit être dirigé d'après l'âge, le sexe, le tempérament et la cause présumée.

OBSERVATION Ire.

Le nommé Lioult, laboureur, de la commune de Burcy, âgé de trente ans, d'un tempérament sanguin, d'une force athlétique, avait habituellement le timbre de la voix peu sonore.

A la fin de décembre 1812, malgré une phlegmasie gutturale, légère, pour ainsi dire épidémique en hiver, cet homme ensemence son champ pendant un froid vif, précurseur de la gélée. Le vent nord-est lui soufflait dans le canal aérien un air dense et chargé de la poussière caustique de la chaux, dont on saupoudre le blé avant de le semer.

Le soir, altération vive, picotement aux yeux, coryza, chaleur âpre dans le larinx et les bronches. Pendant la nuit, fièvre, agitation grande, respiration difficile. Les accidens persévèrent, la médication est presque nulle et je ne vois le malade que le 3e. jour. A l'instant de ma visite, la face était rouge, le pouls dur et plein, la voix rauque et sombre, la respiration stertoreuse, courte et précipitée ; à une agitation extrême succédait une stupeur léthargique ; le malade éprouvait une chaleur mordicante dans tout le trajet respiratoire et à la partie antérieure de la poitrine ; la toux était coupée, sans expectoration et avec un déchirement indicible. La dyspnée ne permettait au malade que d'être assis dans un fauteuil auprès du feu. La langue était blanche, la déglution libre et l'arrière-bouche peu rouge.

Une large saignée du bras qui fut répétée le soir, des boissons tièdes et mucilagineuses, un julep pectoral, des lavemens et la vapeur de l'eau bouillante dirigée dans la bouche, complétèrent ma prescription. Du reste, le malade fut couché dans une position demi-verticale.

Le 5e. jour, je ne trouvai aucun soulagement ; le pouls était moins plein, la respiration toujours pénible, l'expectoration nulle ou écumeuse, la douleur vers les bronches toujours aussi cuisante ; de plus, elle s'était propagée à la partie latérale gauche de la poitrine. La fièvre, qui durait tout le jour, avait une exacerbation le soir, et on trouvait peu ou point de moiteur à la peau, le matin.

Huit sangsues furent encore appliquées à la gorge, et le reste du traitement fut suivi.

Le 7, face décomposée, yeux caves, pouls petit, respiration plus aisée, assoupissement soporeux, douleur étendue jusqu'à l'hypocondre gauche, diarrhée, urines briquetées. (*Vésica-toire complaisamment appliqué au lieu dou-l,ureux. Même traitement.*)

Le 9, œdême des extrémités, léger délire, sommeil presque continuel : mêmes symptômes jusqu'au 12 et mort.

Cette observation est imparfaite, parce que je voyais trop rarement le malade, et parce que je n'ai pu obtenir l'autopsie cadavérique. Néanmoins, j'ai cru devoir la rapporter, pour la cause occasionnelle de la maladie, sa rareté et l'empiétement toujours progressif et par communication de la phlegmasie sur la membrane des voies aériennes, qui n'avait pu être soumise dans toute son étendue à l'impression caustique de la poussière calcaire. Les diarrhées, qui opèrent si souvent la solution des phlegmasies, soit du tube œsophagien, soit du canal de la respiration, ne présentent-elles pas le même phénomène de progression descendante sur la muqueuse intestinale, et reconnaissent-elles une explication différente ?

Ce fait a beaucoup d'analogie par ses symptômes avec le suivant, que je n'ai observé qu'une fois, et dont l'histoire toute récente, est tracée avec d'autant plus d'exactitude, que je n'ai pas quitté un instant le malade.

OBSERVATION IIe.

Mon fils, âgé de sept ans, d'un tempérament plus sanguin que lymphatique, teint frais, coloré, fort et bien portant, a pour idiosyncrasie, la sueur des pieds.

Le 9 mai 1818, par un temps froid et pluvieux, vent sud-ouest, cet enfant, après avoir voyagé une partie du jour en voiture, est obligé de faire une demie lieue à pied. Il éprouve quelques averses ; ses pieds sont mouillés ; on le change, on le chauffe et il soupe avec voracité.

Dans la nuit, oppression subite. Le matin, respiration pénible, entre-coupée, stertoreuse, visage rouge, voix peu changée, pouls fréquent et serré.

(*Pediluve tiède.*) Vomissement d'abord, spontané d'un fluide visqueux mêlé d'un peu de bile, puis sollicité de nouveau. (*Demi grain de tartrite antimonié de potasse.*)

Trois vomissemens et deux évacuations alvines terminent l'accès vers dix heures du matin.

Calme parfait, retour à la gaieté et à la santé en apparence. Promenade au soleil, à midi ; à deux heures, soupe légère et même un peu de biscuit. Jeu modéré avec les autres enfans jusqu'à six heures.

A peine le malade est-il couché, que la face devient rouge et qu'il respire difficilement.

(*Pediluve*). Diminution momentanée des accidens, somnolescence; à dix heures, dyspnée affreuse; pendant toute la nuit, respiration entrecoupée, ne s'opérant plus que par l'élévation des épaules, des côtes et le mouvement convulsif du diaphragme; toux par intervalles, sèche et coupée dès sa naissance; pouls petit et précipité; somnolescence accablante; réveil avec soubresaut dans les jambes; l'enfant porte sa tête en arrière, il indique avec sa main les régions bronchiques et se plaint, d'une voix peu altérée, qu'il étouffe, qu'il est serré à la poitrine. La peau est tantôt aride, tantôt humectée.

A défaut d'autres moyens, (à la campagne par circonstance.) *Eau sucrée tiède pour boisson et nouveau pediluve infructueux.*

A cinq heures, *application de huit sangsues à la partie antérieure de la poitrine;* perte abondante de sang.

A neuf heures, solution du second accès par un vomissement muqueux et deux évacuations.

Pendant tout le jour, l'enfant est calme; mais sa figure est décomposée, elle est pâle, les yeux sont caves et la fatigue est inexprimable. La

toux

toux est sèche, mais semble moins péniblement étouffée ; la respiration est courte, mais plus libre.

Eau de veau, eau sucrée, quelques cuillerées de sirop de guimauve mélangé avec un tiers de diacode.

Le soir, 3ᵉ. accès avec les mêmes symptômes, un peu modérés. *Pediluve dès le début, puis vésicatoires aux jambes.*

Au matin, *demi grain d'oxide d'antimoine sulfuré rouge dans une cuillerée de sirop de guimauve ;* un vomissement glaireux et une évacuation bilieuse terminent encore l'accès. Journée calme, quelques moments de bon sommeil.

Le soir, 4ᵉ. accès très-modéré, *sirop de guimauve et de diacode, eau de veau, eau sucrée et pediluve.*

Pendant le jour, face plus vivante, quelques éternuemens, toux prononcée, deux selles bilieuses ; enfin l'enfant demande des alimens.

Le 5ᵉ. accès est plus intense que le précédent ; il se termine encore le matin, par un vomissement et une selle instantanée ; puis tranquillité parfaite, gaieté, appétit. On donna une soupe légère.

Le 6ᵉ. accès ne fut plus marqué que par une respiration stertoreuse et quelques éternuemens

le matin. La toux était toujours sèche , mais
forte , et annonçant le jeu libre des poumons.
Retour à la ville en voiture et convalescence
franche.

Le 10ᵉ. jour , *six grains de muriate de mercure doux et quatre grains de musc*. Le petit
malade eut six évacuations ; la respiration cessa
d'être stertoreuse , et le onze au matin , l'enfant éprouva , pour la première fois , une expectoration muqueuse.

Maintenant , comment classera-t-on la maladie que je viens de décrire ? Doit-on la qualifier
croup des bronches , avec le docteur Jurine , ou
l'assimiler à l'asthme aigu de Millar.

Dans ces deux genres , le spasme peut , comme
dans l'exemple cité , être le symptôme prédo-
minant ; le siége du mal se trouve dans les
bronches , et il en résulte que la voix est rauque
et non pas sifflante , comme dans le croup du
larinx ou de la trachée , que la respiration est
stertoreuse et que la toux ne peut s'effectuer ;
les vomissemens de mucus sont encore communs ;
et il est difficile de ne pas admettre quelques
traces de phlegmasie bronchique dans l'asthme
aigu , aussi bien que dans le catarrhe suffoquant.
Mais MM. Royer-Collard et Double , qui ont
observé , plusieurs fois , l'une et l'autre variété ,

n'admettent pas d'intermittence dans le croup des bronches et en reconnaissent une très-prononcée entre les accès de l'asthme décrit par Millar, dans lequel la constriction du thorax semble encore être essentielle.

Dans cette discussion théorique, ma pratique ne m'ayant offert que ce seul fait isolé, je dois donc prendre pour guide l'expérience de ces auteurs distingués, et reconnaître, dans l'histoire de mon fils, l'asthme aigu des enfans.

Quelques accidens consécutifs fortifient, d'ailleurs, ce sentiment ; mais prouvent aussi la grande ressemblance de ces deux maladies, du moins, dans leur disposition aux rechutes.

Le petit malade était bien rétabli. A la fin du mois d'août, il éprouve un de ces accès, de fièvre éphémère, si communs aux enfans pendant les temps de grande chaleur. A la suite je crois devoir lui donner un léger purgatif, et le soir, sans cause connue, il est saisi brusquement d'une toux convulsive. Pendant la nuit, la respiration est stertoreuse. Le calme renaît avec le jour, et l'appétit n'est nullement perdu. Chaque soir, les accidens se renouvellent, le sirop de diacode les calme, et enfin ils ne cèdent, après quelques jours, qu'à l'emploi de deux bains tièdes, et sans expectoration critique.

Le 28 septembre, la journée avait été belle

et chaude; l'enfant était d'une gaieté folle, il ne rentre de la promenade qu'à sept heures. Pendant la nuit, râlement de poitrine qui persiste faiblement le jour suivant. Le soir, oppression prononcée, chaleur et fièvre, face vermeille, calme momentané au moyen d'un pédiluve. A minuit, constriction affreuse du thorax, sans embarras bronchique comme la première fois. Je veux faire une saignée; le courage m'abandonne. Un nouveau bain de pied et le point du jour amènent une diminution dans les symptômes, mais sans crise quelconque. La fièvre cesse et la respiration reste stertoreuse par intervalle. Nouvel accès le soir, arrêté à l'instant par une saignée du bras. Sommeil tranquille et légère expectoration les jours suivans.

Enfin, frisson violent, chaleur et fièvre, embarras gastrique, solution naturelle par des évacuations bilieuses, et retour à la santé.

Systèmes musculaire, fibreux et synovial.

Les phlegmasies de ces tissus attaquent de préférence les hommes d'un tempérament fort et sanguin, ou ceux qu'une circonstance accidentelle assimile, momentanément, à la richesse des premiers, par l'expansion plénière de leur forces à la périphérie.

Quelques causes locales déterminent souvent des rhumatismes aigus. La classe des teinturiers passe brusquement de l'atmosphère humide et chaud, que les fourneaux et les cuves bouillantes entretiennent dans les usines, à l'air froid de la rivière, dans laquelle ils malaxent les laines et les draps, avec les pieds et les mains.

La chaleur avait raréfié leurs fluides; l'impression du froid resserre subitement les solides; et les parties fibreuses ou musculaires, les plus voisines de la peau, éprouvent un engorgement inflammatoire.

Ainsi, la réunion des phénomènes suivans constitue l'étiologie rhumatismale, pléthore naturelle ou artificielle, dilatation des pores de la peau par une chaleur humide (1), leur resserrement spasmodique par le froid, et congestion sanguine sur le système musculaire sous-cutané.

Le tétanos n'est-il plus commun sous la zone torride, que par la réunion plus fréquente et plus intense de ces causes, l'extrême chaleur des jours et la fraîcheur des nuits ?

_____

(1) Une chaleur sèche, âpre, condense et durcit la peau, la rend moins perméable au froid extérieur, que la chaleur humide. Un boulanger presque nu passe de la gueule brûlante de son four, à l'air froid, sans éprouver une phlegmasie musculaire.

En mars 1810, un homme, du Champ-du-
Boult, dans la vigueur de l'âge, tempérament
sec et nerveux, revient, toujours courant, de la
ville de Vire chez lui ; il sue abondamment et
traverse, en arrivant, une prairie couverte d'eau.
Dans la nuit, roideur tétanique de tout le système musculaire de la vie extérieure.

Des bains légèrement tièdes, une couverture
de laine chaude qui l'enveloppait au sortir de
l'eau, l'extrait gommeux d'opium et l'infusion
de sureau rétablirent, en huit jours, l'égalité
de distribution du principe moteur, et avec elle,
le calme et la transpiration cutanée (1).

L'oppression subite, qu'éprouva mon fils, après
la journée chaude du 28 septembre, et l'impression froide du soir, reconnait-elle d'autre explication ? Seulement ici, l'organe pulmonaire, encore mal raffermi après son asthme aigu, se présentait sans défense à l'impulsion pléthorique.

L'empressement de la classe ouvrière pour occuper, à l'époque des changemens de domicile,
des salles basses, dont les planchers et enduits

_____

(1) Ce traitement me paraît plus sûr que la méthode
des affusions froides à l'extérieur et des stimulans internes.

Je conçois que ce moyen peut changer l'excitabilité
nerveuse ; mais en la reportant à l'intérieur, il peut aussi
y fixer une congestion sanguine meurtrière.

en terre sortent à peine des mains de l'ouvrier, est encore une cause locale, très-fréquente, des rhumatismes aigus.

La vapeur qui s'exhale des murs pendant la nuit, se condense, sous forme de rosée, sur les couvertures des lits et les parties du corps qui sont à nu; la circulation capillaire cutanée est arrêtée, et la congestion se fait sur les tissus fibreux.

La femme d'un mégissier, rue du Pont, à Vire, jeune et forte, dut à cette imprudence et des douleurs atroces et une perclusion, dont les chaleurs de l'été, après plus de trois mois, purent seules amener la solution.

Le rhumatisme aigu est ou partiel ou général. Le premier n'est pas plus commun parmi nos laboureurs que partout ailleurs. Il passe plus souvent à l'état chronique que l'autre.

Les symptômes caractéristiques du rhumatisme aigu général sont, une fièvre à type rémittent, avec exacerbation, surtout le soir, des douleurs vives, avec gonflement des articulations, qui errent, ordinairement, après douze ou vingt heures, d'un membre à l'autre, du carpe au tarse, etc.

Je n'ai presque jamais vu sa terminaison avant le troisième septenaire. Elle s'opère par des urines briquetées . plus souvent par des sueurs abondantes, pendant tout le cours de la maladie , après chaque paroxysme.

Cette affection est sujette aux récidives. Pihan , fermier au Cotin à Vire, fort et robuste, avait eu deux attaques, avant vingt ans.

Les sujets sanguins exigent quelquefois une ou deux saignées, dans le traitement. La laine à la peau, des boissons diaphorétiques , quelques laxatifs et l'opium dans les violentes douleurs , ont ordinairement suffi à ma thérapeutique. Souvent il m'a fallu préserver les organes intérieurs d'une tendance métastatique , par un dérivatif appliqué près le lieu de la dernière douleur, et par l'usage simultané, à l'intérieur, d'une potion cordiale , éthérée.

L'action musculaire trop souvent et trop longtemps répétée, est la cause d'une autre phlegmasie particulière aux tondeurs de drap.

Les jeunes gens faibles, peu exercés, éprouvent pendant les premiers temps , une fatigue extrême dans la conduite des forces ou ciseaux. Les mouvemens précipités et alternatifs des extenseurs et des fléchisseurs de la main et des doigts, déterminent la phlegmasie de ces muscles.

Une tension au carpe et à l'avant-bras , dans

la direction des faisceaux musculaires, une cré-
pitation emphysémateuse dans le tissu cellulaire
de ces parties, sont les symptômes de cet état,
que j'ose à peine appeler maladif.

Le repos, des applications froides et résolu-
tives aidées d'une compression modérée, ont
toujours guéri promptement.

Je n'entreprendrai point d'expliquer la formation de cet emphysème spontané; l'état actuel de la science ne donne encore aucune solution satisfaisante de ce phénomène.

DE LA GOUTTE.

Cette maladie, que l'on semble convenu de
ranger parmi les phlegmasies du tissu fibreux,
a quelque ressemblance, par ses symptômes, au
rhumatisme aigu.

Indépendamment des signes commémoratifs,
un praticien exercé reconnaîtra, au premier
aspect, les caractères distinctifs suivans.

La goutte n'attaque que l'adulte; le rhumatisme aigu se développe même pendant l'adolescence.

Dans ce dernier, une fièvre vive précède le
gonflement articulaire; la goutte s'annonce par
la douleur locale, le gonflement succède avec
ou sans fièvre, rarement son type est continu.

Dans celle-ci, la douleur et la tuméfaction

sont bien mobiles quelquefois, mais moins promptement. Dans le rhumatisme, presque jamais une articulation seule est gonflée ; la tumeur vole d'une extrémité à l'autre, à-peu-près au bout de vingt heures, mais moins souvent vers les cavités splanchniques.

Le carpe et le tarse sont les siéges habituels du rhumatisme aigu ; le gonflement gagne par fois le métacarpe et les doigts.

La goutte commence fréquemment par les pouces.

La sueur est partielle dans la goutte, générale et plus abondante dans le rhumatisme.

L'arrondissement de Vire compte un grand nombre de goutteux ; là, comme ailleurs, ce fléau épargne l'homme de travail et le pauvre.

Reconnaît-on quelques causes endémiques de sa fréquence parmi la classe aisée ?

Tel est le seul point de vue sous lequel je puisse considérer, dans une topographie médicale, cette phlegmasie, sur laquelle l'ouvrage du savant Barthez a jeté tant de lumière.

Mais comment apprécier l'influence locale sur la goutte, si nous n'essayons, au moins, d'établir son étiologie, d'après l'opinion de quelques auteurs célèbres, notre propre expérience, et leur concordance avec les phénomènes observés ?

Le tempérament lymphatico-sanguin, est celui de presque tous les goutteux, il est le plus
enclin à la pléthore. Le jeune homme, qui en
est doué, doit à la force tonique de ses organes, une abondante exhalation, et il n'est pas
encore goutteux même au sein de l'opulence et
des excès.

L'homme de travail, qui partage la même
constitution physique, remplace dans l'âge mûr
et dans la vieillesse, par son action et ses sueurs
forcées, l'activité première de la circulation et
des excrétions. Son corps perd plus qu'il ne
prend, et il n'a pas la goutte.

Donc il est permis de dire :

1°. Qu'un tempérament lymphatico-sanguin,
soit héréditaire, soit acquis, est la cause organique prédisposante de la goutte;

2°. Que la pléthore en est la cause efficiente.
Elle sera ou directe par une nourriture trop
abondante, trop animalisée, trop spiritueuse,
ou indirecte, par le défaut d'excrétions dû à
la répercussion habituelle de la transpiration, à
l'inactivité, à l'atonie qui suit le passage de la
prédominance artérielle à la veineuse.

De ces généralités, si je descends à l'examen
des symptômes de la goutte, j'y vois une vraie
phlegmasie, des parties qui entourent les extré-

mités articulaires, caractérisée par tumeur, chaleur, rougeur et douleur.

Mais ces phénomènes pathologiques supposent le passage du sang dans les vaisseaux exhalans qui ne lui étaient pas destinés.

Mais par une loi primordiale de l'organisme, le système sanguin verse à chaque partie les élémens propres à sa nutrition et à sa fonction, le lait aux glandes mammaires, la sérosité aux surfaces séreuses, la gelatine et des sels à base calcaire aux os.

Donc je puis conclure, 3°. que le siége de la cause prochaine de la goutte, réside dans les exhalans lymphatiques, et que sa cause matérielle est la substance calcaire destinée à la formation du système osseux.

Cette théorie raisonnée me semble propre à expliquer la série des accidens.

La présence d'un sang chargé des principes du tuf goutteux, dans les petits vaisseaux lymphatiques, doit être plus douloureuse que le séjour d'un sang séreux, lors de l'erysipèle, dans les lymphatiques cutanés.

L'affaiblissement des vaisseaux, après des engorgemens répétés, détermine leur rupture, et l'épanchement libérateur du fluide goutteux; sa partie la plus tenue s'évapore, l'autre devient concrète et forme ou des tophus ou de véritables soudures, dans lesquelles la chimie démontre et les mêmes bases terreuses que celles des os et quelques autres sels, dont les élémens ont pu se former pendant l'état maladif.

Le gros orteil est le plus souvent et primitivement affecté, lorsque la circulation, encore active, ne permet de stase qu'aux extrémités les plus réculées. Son ralentissement progressif est cause que, dans les attaques subséquentes, les dépôts se font sur les articulations centrales ou même sur des organes splanchniques. C'est ainsi que le vieillard est sujet à diverses ossifications contre nature, dont l'analogie nous multiplierait le nombre avec la progression d'âge.

L'histoire des métastases goutteuses, trouvet-elle encore une explication satisfaisante, autre que la voie du système lymphatique ?

Quelqu'en soit, au surplus, l'agent obscur, il est essentiel d'en distinguer deux modes.

L'un, que j'appelerai tonique, est dû à l'agacement d'une partie éloignée, et nous offre un modèle des médications au moyen des dérivatifs et des excitans ; c'est de lui qu'on peut dire *ubi stimulus*, *ibi affluxus* : les rétentions d'urine, fréquentes chez des goutteux encore jeunes et vigoureux, en sont un exemple ; leurs urines abondent en urate de chaux ; ce sel agace, irrite à son passage le col de la vessie et y dé-

termine le foyer ; les travaux d'esprit, un vomitif, l'usage des plaisirs de Vénus, pendant
que la goutte occupe ou est sur le point d'occuper les extrémités, produiraient également
une métastase tonique sur les organes acciden-
tellement en état d'activité.

J'appelerai au contraire atonique, le déplacement qui, sans cause irritante, mais bien par
la débilité générale du patient, se fait, sans
cesse, d'un lieu à l'autre, et semble toutefois
incapable de s'écarter d'un petit rayon concen-
trique autour des organes vitaux.

Cette distinction trouvera son application,
lorsqu'après avoir parlé des causes locales de la
goutte, j'indiquerai quelques moyens thérapeutiques.

L'arrondissement de Vire est humide et froid,
la transpiration est souvent nulle, si un exercice
forcé ne la sollicite.

L'homme aisé passe, suivant ses goûts, sa
vie au travail du cabinet ou aux jeux de société:
l'exercice du cheval, les longues courses à pied,
qu'entraîne le séjour de la campagne ou des
grandes villes, sont inusitées dans les petites :
le plaisir de la table se renouvelle, parce qu'il
est le plus facile, et ses abus sont fréquens.

Une pléthore acquise, doit donc encore ajou-

ter à la prédisposition naturelle des tempéramens qui, souvent, sont ou musculeux ou lym-
phatico - sanguins chez les hommes, et que
l'usage des farineux non fermentés, très - re-
cherchés dans l'enfance, peut multiplier.

Dirai-je enfin avec Musgrave et Huxham,
que l'usage du cidre aigre dispose à la goutte ?

Mais le pauvre et l'homme de travail boivent
le cidre aigre et ne sont point goutteux ; le
riche oisif, boit ou du vin ou d'excellent cidre
et la goutte le ronge ; je crois donc plutôt que
l'usage ou l'abus du gros cidre, sont des causes
matérielles de cette maladie, parce qu'il nourrit
beaucoup et dispose ainsi à la pléthore. Mon
opinion est confirmée par l'observation : le nombre des laboureurs que j'ai vu goutteux, est
fort petit, tous étaient plus ou moins adonnés
à la boisson et certes, le cidre aigre ne les eni-
vrait jamais.

L'étiologie de la goutte que je viens de donner,
en indique le traitement prophylactique. Il est
tout renfermé dans ces deux mots : *abstine*,
labora.

Les bornes de mon travail ne me permettent
pas d'entrer dans le détail des moyens curatifs
que réclame chaque état de la maladie ; je pour-
suivrai, seulement, mon opinion sur les métastases.

Le déplacement, que j'ai appelé tonique, est le privilége du goutteux récent ou fort.

Exciter une vive irritation sur l'articulation nouvellement abandonnée, calmer l'organe ultérieurement affecté, tel doit être le soin du médecin; prenons encore notre exemple d'une rétention d'urine, qu'une circonstance présente me suggère.

L'usage du camphre intérieurement, des fomentations chaudes sur la région de la vessie, des injections opiacées, et d'autre part un large cataplasme de moutarde sur le genou, rémédieront à des accidens que l'irritation mécanique d'une sonde doit aggraver. Si ce dernier moyen devient indispensable, la plus grande douceur doit présider à l'opération, et l'expérience m'a appris qu'une sonde de gomme élastique, privée de son fer et conduite avec patience, réussissait souvent mieux qu'une sonde roide. (1)

Supposons, au contraire, une goutte atonique,

---

(1) Ce procédé que je n'ai vu décrit nulle part, sans doute, parce qu'il est tout naturel, m'a également réussi dans les fistules urinaires qui exigent la présence d'une sonde dont l'introduction est souvent si difficile à cause de la tortuosité du canal, dévié de sa ligne naturelle, par les dépôts environnans.

errante

errante vers la région épigastrique; le danger
sera en raison de l'ancienneté de la maladie,
de la récidive de semblables attaques et de la
faiblesse du sujet.

Ici, l'art a deux maux à combattre : la goutte
qui fait souffrir, et la faiblesse qui tue. L'emploi
des dérivatifs si merveilleux dans le premier cas,
ne doit être que secondaire dans le dernier, parce
que son effet passager ne peut détruire une cause
durable.

Un régime analeptique, des fortifians, des
spiritueux même, à l'intérieur, l'usage surtout
du quinquina, rélèveront le ton des organes
vitaux; la circulation s'activera, et deviendra
capable de reporter la matière goutteuse aux
extrémités.

Les irritans externes seront seulement des
auxiliaires utiles, dans les dangers imminéns.

Le diagnostic de cette variété atonique est difficile à la première attaque, et nonobstant une
habitude et une attention grandes, je me trouvai
en défaut pour une maladie dont je rapporterai
l'observation plus tard. Mais l'obscurité se dissipe à l'aide des signes commémoratifs, et der-
nièrement j'ai prononcé avec assurance et vérité,
qu'un balbutiement suivi d'aphonie, chez un
homme de soixante ans, usé par les excès, était
dû à la goutte.

Maladies du Système Séreux.

Les places variées, que les Hydropisies oc-
cupent dans les cadres nosographiques, suffiraient
pour annoncer l'obscurité de leur étiologie ; les
membranes séreuses servent de réservoir ; souvent le séjour des eaux amène la dégénérescence
du tissu ambiant ; je me crois donc aussi fondé
dans le rang que j'assigne à ces affections, que
Cullen qui les classa parmi les tumeurs, etc.

Dans l'organisme animal, tous les systèmes
sont coordonnés ; si la peau trouve un suppléant
dans les membranes muqueuses, les cavités, que
les séreuses tapissent, deviennent à leur tour
le réceptacle de l'excédent de notre sérosité.

Le fluide fourni par les exhalants du système
artériel et tenu à l'état de vapeur par le calorique intérieur, a, pour agent conducteur, l'entrelacement celluleux et vasculaire qui lie nos
parties. Cette éponge corporelle pompe et laisse
transsuder à la fois la rosée lubréfiante. L'équilibre se soutient, si les deux fonctions sont en
rapport ; mais une des issues du corps spongieux,
les systèmes cutané et pulmonaire, est-elle
fermée à l'exhalation sans cesse nécessaire, ou
ouverte à une absorption étrangère, ou bien le
tissu est-il comprimé dans quelqu'une de ses

parties, ou gêné dans son exercice ? Le reflux
se fera sentir aux autres aboutissants. L'écoulement s'opérera encore, si le lieu de dégorgement
est béant, s'il offre une autre voie de communication à l'extérieur ; mais le fluide s'accumu-
lera si la poche qui le reçoit soit naturelle,
soit factice, est occluse.

Cet aperçu théorique des hydropisies, dé-
duit d'une série de phénomènes inhérens à notre
organisme, dont j'ai fait l'application dans tout
le cours de ce travail, à l'article saisons ou maladies constitutionnelles, et dont j'ai retrouvé,
avec délice, la doctrine, dans l'excelent article,
Hydropisies, du dictionnaire des Sciences Médicales, détruit l'incompréhensible explication
du concours unique des vaisseaux lymphatiques
pour porter dans le torrent de la circulation
toute l'humeur versée par les exhalants et re-
pompée par les absorbans.

Enfin, cette idée de l'exhalation et absorption
alternatives, au moyen du tissu cellulaire assi-
milé à une éponge, déchire le voile obscur qui
couvrait les phénomènes de l'étiologie, des symptômes et de la médication des épanchemens
séreux.

Mais quelque soit leur cause prochaine, dont
la discussion n'entre point dans le plan d'une
topographie médicale, LES HYDROPISIES, mieux

connues par leurs phénomènes pathologiques , trouvent dans l'arrondissement de Vire , des causes prédisposantes particulières.

Sa température est froide et humide ; la constitution lymphatique est fréquente ; une classe nombreuse d'ouvriers , les papetiers , buandiers , teinturiers , foulons , passent leur vie dans des usines toujours mouillées et vivent sur le bord de l'eau.

L'activité de la circulation est diminuée ; le sang séjourne plus long-temps dans les extrémités capillaires , il est moins riche en coagulum ; la sérosité surabondante découle , pour ainsi dire , des bouches relâchées des exhalans , le calorique intérieur est insuffisant pour la tenir à l'état de vapeur et l'exhaler au-dehors.

L'humidité atmosphérique, de son côté, s'insinue plus facilement dans un corps faible et lymphatique.

De ces deux phénomènes opposés, le défaut d'exhalation au-dehors et l'inhalation aqueuse au-dedans , résulte le nombre considérable d'hydropisies essentielles qu'on rencontre.

LANON , foulon dans les Vaux de Vire , âgé de trente-six ans environ , d'une taille élancée , peau blanche , cheveux blonds , tempérament lymphatique bien prononcé , a son habitation sur le bord de la rivière , entre deux côteaux

escarpés et à la seule exposition du sud. Il
couche dans une salle basse et humide ; il passe
ses jours dans son moulin ; il est à moitié nu et
toujours mouillé. Sans maladie antécédente, anorexie et langueur, paleur et blanc mat de la
peau, infiltration des divers tissus ; les excrétions
urinaires et alvines sont ou naturelles ou même
plus abondantes.

Le quinquina, le vin scillitique amer, et l'u-
sage, tantôt interrompu, tantôt repris, de l'acétate
de potasse, ont guéri cette leucophlegmatie.
Une rechute a cédé aux mêmes moyens ; leur
continuation après la guérison et une assiduité
moins grande à l'usine, ont enfin consolidé la
santé, malgré la triple influence délétère du
tempérament, du climat et du métier.

Ce traitement tonique, toujours convenable
dans les épanchemens par adynamie dus aux
causes locales, serait pernicieux dans quelques
autres hydropisies, dont un médecin exercé
saura distinguer les nuances.

Je citerai pour exemple, une hydrothorax
aigue et succédanée.

Le Nicolet, quincaillier, de la commune de
Sourdeval, âgé de trente ans, tempérament sanguin et robuste, éprouve à Rheims, pendant
l'hiver de 1811, une rougeole.

A peine convalescent, il revient au pays dans une voiture mal couverte; pendant la route, on aperçoit encore des efflorescences à la peau.

A son arrivée, le malade respirait difficilement; il avait la face œdemateuse; on attend la guérison du repos; mais les accidens augmentent et je fus appelé le 5 février.

Symptômes observés. Après une nuit agitée, sans sommeil et passée auprès du feu dans un fauteuil,

Infiltration des yeux, de la face et des mains, lèvres et ailes du nez bleuâtres, propension au sommeil et céphalalgie,

Pouls dur, peau brûlante, respiration courte, anorexie complète, langue saburale, disposition à vomir, urines rouges, rares, constipation et ventre tendu.

(*Deux grains de tartre stibié, mêlés avec demi gros de jalap en poudre ; eau d'orge aiguisée avec l'oximel scillitique*). Evacuations abondantes.

Le 8, moins de fièvre, même oppression, son mat des cavités thorachiques.

(*Large vésicatoire sur un des côtés.*) Ecoulement considérable de sérosité et soulagement marqué.

Le 10, *purgatif minoratif*; le 12, *nouveau vésicatoire à l'autre côté de la poitrine, pour remplacer le premier.* Diminution sensible de l'oedême, appetit., sommeil et position horizontale possibles.

.Le 19, soit suppression de l'écoulement séreux de l'exutoire, soit erreur de régime, retour de l'oppression.

Application nouvelle d'un vésicatoire au thorax, difficilement obtenue du malade.

Le lendemain, *liberté du ventre provoquée par des bols savoneux et aloëtiques.*

Nouveaux accidens le 25. *Nouveau vésicatoire le 26.*

Enfin, convalescence et guérison assurée à l'aide *des bols précédens, et de l'usage modéré du vin scillitique.*

Cette cure, dont tout le mérite doit être rapporté aux vésicatoires, n'eût-elle pas encore été plus prompte et bien plus sure, si, au début, j'avais pratiqué une saignée ?

DE L'HYDROCÈLE DÉGÉNÉRÉE.

Aux causes communes d'hydropisies soit générales, soit partielles qui naissent de la localité, si l'on joint la position balotante du scrotum au-dessous des grandes cavités, sa texture de parties molles, exclusivement, et enfin les usages de l'organe qu'il contient, l'on sera convaincu que les amas de sérosité dans la tunique vaginale doivent être encore plus multipliés. (1).

Aussi la fréquence de l'hydrocèle par épanchement m'a-t-elle mis à portée de voir cette maladie, dans tous ses degrés de complication et de dégénérescence. Ce dernier état, surtout, m'a fait adopter quelques règles particulières de pratique, consignées dans un mémoire lu à la société de Médecine de Caen, et dont la place se retrouve naturellement dans les affections du système séreux.

La tumeur aqueuse a acquis un volume considérable; elle est parsemée et en dehors et en dedans de vaisseaux variqueux aussi gros que multipliés; la rupture de quelques-uns a changé la couleur et la nature de la sérosité épanchée; la peau du scrotum est tendue et amincie; son frottement continuel sur les cuisses joint au volume, a déterminé son inflammation, ou, comme je l'ai vu quelquefois, des escarres gangreneuses; la tunique vaginale elle-même, s'est

_____

(1) Les auteurs qui ont traité de l'hydrocèle, me semblent avoir omis deux de ses causes principales, prédisposantes.

L'usage généralement adopté de nos jours, des pantalons larges que les hommes de travail portent sans caleçons, et les érections de la verge trop fréquentes et surtout trop long-temps prolongées, sans accomplir l'acte vénérien.

enflammée à sa manière; le pus, répandu en
forme de grumeaux grisâtres à sa surface exha-
lante, s'y est organisé en nouvelles membranes
qui simulent la naturelle.

Que la poche des eaux s'ouvre spontanément
ou que l'art leur donne jour, quel traitement
consécutif adoptera-ton ?

L'incision de la tunique vaginale, le séton,
et l'injection vineuse, sont autant de moyens
insuffisans. L'excision seule peut être raisonnablement proposée, et M. Boyer, (*Mémoire sur
l'Hydrocèle, Dictionnaire des sciences Médicales,*) qui regarde cette affection comme très-
rare, dit que l'excision est la seule méthode
convenable dans le cas d'une dégénérescence
squirreuse de la tunique vaginale du testicule.

Mais, quand on songe au tissu cellulaire
dense et serré qui sépare le kyste de la peau,
à la dissection lente, pénible et douloureuse qu'il
en faut faire; quand on réfléchit aux vaisseaux
nombreux qu'on a à lier, presque à chaque coup
de bistouri; ne doit-on pas, malgré le respect
qu'inspire l'opinion de ce grand chirurgien,
s'empresser d'abandonner une méthode longue,
laborieuse pour l'opérateur et cruellement douloureuse pour le malade.

Ennemi né des caustiques, parce que, nourri
à l'école d'un maître qui leur avait juré une

haine éternelle, le célèbre Dessault, j'avais
pompé ce préjugé au milieu des utiles et nombreuses connaissances qu'il nous transmettait,
il m'a fallu double expérience pour vaincre ma
répugnance et adopter un moyen curatif, auquel
je dois plus d'un succès.

Mes premiers essais furent faits sur des tumeurs enkystées et sont consignés dans ma thèse
inaugurale, soutenue en 1803, sous le titre *de
tumeurs muqueuses du genou.* L'analogie de
tissu entre ces kystes et la tunique vaginale,
me sembla réclamer les mêmes moyens pour
l'hydrocèle dégénérée. J'avais de plus à garantir
le testicule et son cordon de l'action de ces
agents destructeurs; mes soins ne furent point
infructueux, et l'observation suivante servira en
même-temps de preuve et de description du procédé opératoire.

Le nommé ✱✱✱, de la commune de Beaufi-
celle, arrondissement de Mortain, âgé de cinquante ans, d'une constitution forte, doué de
cette impassibilité physique que donnent l'habitude du travail manuel et la nécessité sans cesse
renaissante de satisfaire aux premiers besoins de
la vie, portait, depuis plus de vingt ans, une
hydrocèle du côté droit, sans suspensoir, et
sans avoir réclamé aucun secours des hommes

de l'art. Enfin pressé par la douleur et plus encore, je crois, par la frayeur que lui inspira la
couleur livide de la tumeur, à sa partie inférieure, il vint me trouver. Le scrotum égalait
le volume de la tête; la verge avait presque entièrement disparu; l'amincissement de la peau
et sa couleur violette, annonçaient une rupture
prochaine.

Le pronostic n'était pas douteux. Il était
évident que la tunique vaginale dégénérée réclamait sa séparation et que le temps de la cure
palliative était passé. Toutefois pour alléger le
fardeau de ce malheureux, qui avait trois lieues
à faire à pied, je vuidai, avec le trois-quart,
toute la sérosité épanchée dans le kyste. Elle
était sanieuse et déjà fétide. J'annonçai au malade une seconde opération indispensable, et je
me rendis à son domicile deux ou trois jours
après.

Dans cet intervalle, le sac vaginal devint le
siége d'un dépôt considérable, et je fus obligé
de le fendre depuis l'anneau inguinal, jusqu'à
sa partie inférieure; il était rempli d'une sérosité blanchâtre mêlée d'un tas de grumeaux
d'un gris perlé. La tunique vaginale dure,
épaisse, rugueuse, présentait à sa surface, les
mêmes grumeaux qu'on détachait facilement
avec le doigt. Le testicule et le cordon étaient

sains au milieu de ce désastre et la peau du scrotum pouvait être conservée..

Après avoir nétoyé le kyste, j'enveloppai soigneusement le testicule et son cordon dans un linge fin que je recouvris encore d'une couche de charpie mollette. Puis j'appliquai, sur toute la surface de la tunique vaginale dégénérée, des bourdonnets de charpie trempés dans une dissolution de nitrate de mercure et suffisamment exprimés. Le reste fut rempli de charpie sèche, maintenue par deux compresses soutenues par une trousse-bourse.

Je restai auprès du malade, plus de trois heures, afin de suivre l'effet de mon procédé opératoire.

La douleur fut assez vive pendant une demie-heure au moins, mais pas plus forte que celle que j'ai souvent rencontrée après l'injection vineuse.

J'administrai quelques cuillerées d'une potion calmante, dont j'avais eu soin de me munir et je quittai l'opéré, après lui avoir prescrit une diète sévère et des fomentations émollientes pour le lendemain.

Je ne le revis qu'au bout de cinq jours. Les souffrances avaient été médiocres et moins à charge que la faim. Je permis quelques soupes et successivement des alimens plus substantiels.

Je levai l'appareil, et déjà j'emportai des portions fortes de la tunique vaginale, qui avait,
en quelques endroits, près de trois lignes d'é-
paisseur. Les places dénudées furent recouvertes
avec la charpie sèche, et le reste du kyste fut
de nouveau soumis à l'action des bourdonnets
trempés dans la dissolution de nitrate de mercure.

Au second pansement, le 11ᵉ. jour, je déta-
chai presque toute la membrane dégénérée, que
je coupais péniblement (tant elle était dure et
épaisse) avec des ciseaux, dans les endroits ad-
hérens.

Je renouvelai, pour la troisième et dernière
fois, l'application du caustique sur quelques
morceaux qui tenaient encore vers l'anneau, et
qui se détachèrent quelques jours après. Dès-
lors, je cessai d'envelopper à part le testicule
qui n'avait éprouvé qu'un très-léger gonflement.
Le pansement fut fait, jusqu'à la fin, avec la
charpie arrosée d'eau de guimauve, j'en dimi-
nuai peu à peu la quantité ; la réunion s'opéra
graduellement du fond à la superficie, et la cure
radicale eut lieu vers le trente-cinquième jour.

Je ne citerai que cette guérison, la plus mar-
quante de celles que j'ai obtenues par le même
procédé ; plus prompt, plus facile, moins dou-

15 *

loureux et aussi sûr que celui employé jusqu'à
ce jour, il me semble devoir être préféré à
l'excision.

Je pourrais, si ce n'était trop m'écarter de
mon sujet, appliquer le même principe à beaucoup d'autres cas pathologiques, reprocher avec
raison, à la chirurgie moderne, de n'avoir connu
que le fer, et d'avoir abandonné à l'empirisme
et le feu et les caustiques, moyens d'autant
plus dangereux entre les mains de l'ignorant,
qu'ils sont plus puissans, je dirais héroïques,
lorsque le savoir et l'expérience en dirigent
l'emploi.

Déjà, à la voix de MM. Percy, Larrey, l'application du feu, tant vantée par Pouteau, tant
oubliée depuis, reprend, parmi les moyens chirur-
gicaux, la vogue qu'elle n'eût jamais dû perdre,
et chaque jour voit publier ses bienfaits. Les
caustiques, n'en doutons pas, dont on commence
à s'occuper, auront le même avantage ; à leurs
dangers tant exagérés, on opposera leurs succès
et quelque praticien judicieux tracera la ligne
de démarcation entre leur usage et leur abus.

Mais je reviens aux complications de l'hydrocèle.

La dégénération de la tunique vaginale peut
s'être étendue et au testicule et au cordon. Ici,

les motifs, qui m'avaient fait adopter l'usage des caustiques, pour la séparation de la tunique vaginale seule dégénérée, deviennent nuls, et des argumens puissans militent contre.

Tantôt, il fallait conserver la peau du scrotum, sa dissection d'avec le kyste était difficile, longue et douloureuse ; la membrane séreuse, peu sensible, n'a aucune communication directe de continuité dans l'abdomen.

Dans le dernier cas, tout est désorganisé ; il faut tout sacrifier. Le testicule et le cordon sont doués d'une sensibilité exquise ; ils communiquent dans le bas-ventre ; l'action du caustique pourrait s'y propager.

L'opération avec l'instrument tranchant est simple, courte et facile ; donc elle doit être exclusivement employée.

Son succès n'est guères plus douteux que celui de la destruction de la tunique vaginale par les caustiques. Je voudrais pouvoir établir le même parallèle entre la récidive après l'une ou l'autre affection organique ; mais l'expérience s'y oppose, et l'anatomie pathologique nous en révèle les secrets dans la différence de composition des parties.

Différence de tissu, de sensibilité, de communication, de complication et de fonctions ; d'où naissent, à leur tour, et variété, dans la

composition des tissus accidentels, dans leur développement, leurs accidens concomitans, et leur
reproduction, soit au même endroit, soit dans
une autre partie du corps.

Ces remarques n'ont échappé à aucun praticien, et tous ont eu à gémir, comme moi, sur
le succès peu durable de l'opération du sarcocèle.

La rareté du fait m'empêche de passer sous
silence l'observation suivante, qui, d'ailleurs, se
rattache à mon sujet, puisqu'il est question
d'une hydro-sarcocèle, ou au moins d'une tumeur réputée telle.

Un jeune homme, de vingt-deux ans, de la
Ferrière-Harang, canton du Bény, doué d'un
physique avantageux et sain, avait été réformé
de la conscription pour une hydrocèle volumineuse. Quelque temps après il réclama mes
soins, et je ne fis aucune difficulté de lui pro-
mettre cure radicale au moyen de l'injection,
qu'en effet j'allais pratiquer, m'étant rendu chez
lui à cet effet.

La ponction faite, je changeai promptement
d'avis.

Je n'obtins qu'un verre environ de sérosité,
d'un rouge brun et inodore. La tumeur diminua peu de volume, et resta molasse jusqu'à
l'anneau. Je n'avais avec moi ni aide ni appareil
disposé ;

disposé; il me fallut donc ajourner l'opération
ultérieure que je jugeais nécessaire, sans toutefois me rendre, intérieurement, un compte bien
exact de l'espèce de lésion que j'avais à combattre. Le malade y consentit et vint, peu de
jours après, à la ville, afin d'être plus à ma
portée.

Après les préparations d'usage et les précautions nécessaires pour une opération grave, et
qui l'était encore plus que je ne pensais, assisté
d'un confrère instruit, M. le Harnois, à l'amitié
duquel je me fais un plaisir d'attribuer partie
de mes succès, je commençai par faire une incision depuis l'anneau, jusqu'à la partie inférieure
du scrotum du côté gauche. Il en sortit deux ou
trois cuillerées de sérosité semblable à celle que
j'avais obtenue par la ponction. Je disséquai péniblement la tumeur; le sang donnait avec abondance et plusieurs ligatures furent nécessaires.
Enfin, la tumeur dégagée, je trouvai à sa partie inférieure, le testicule parfaitement sain et
de grosseur naturelle; mais au-dessus une masse
fongueuse qui occupait tout le cordon spermatique. Il était impossible d'en faire la section et
encore moins la ligature, sans augmenter en
haut l'incision des tégumens et fendre l'anneau
inguinal.

L'opération avait été longue et laborieuse. Le

malade avait perdu beaucoup de sang. J'avoue
ma faute, si toutefois c'en fut une d'avoir été
timide, lorsqu'il s'agissait de la vie de mon
semblable, qui pouvait périr dans l'opération; je
n'achevai pas. Maître du sang, je recouvris le
tout de charpie et j'appliquai un bandage convenable. Ma pensée se reporta vers l'instant de la
suppuration, bien résolu de tenter alors un dernier
moyen, si les forces du malade le permettaient.
En attendant, je lui prodiguai tous les soins que
son état critique exigeait. Il ne se développa
aucun accident fâcheux. La suppuration s'éta-
blissait; le ventre était souple ; on n'y sentait
aucun engorgement ; je croyais distinguer le
cordon sain dans l'anneau ; le malade était plein
de courage et de résignation, et le huitième jour
je terminai une opération trop prolongée.

Une incision de deux pouces environ à la
partie supérieure de la plaie, la dissection des
graisses et du tissu cellulaire sous-jacent, enfin
la section du pilier inférieur de l'anneau, me
firent gagner un pouce, au moins, du cordon spermatique. Il avait encore en cet endroit, un tiers
de volume, en plus, que dans l'état sain; cependant je passai le plus haut possible une ligature d'attente ; je compris dans une seconde
anse le cordon que je serrai suffisamment, et
j'en fis la section au-dessous. Le sang donna peu.

Le pansement fini , je laissai auprès du malade un aide intelligent, qui n'eut pas besoin d'user de la seconde ligature. Le malade éprouva quelques douleurs dans la région lombaire, mais ni convulsion , ni tetanos, quoique le cordon fut lié en totalité. (1)

La cure fut traversée par une fièvre gastrique , heureusement peu intense; aucun mauvais symptôme ne se manifesta , soit à la plaie , soit dans la cavité abdominale. Enfin , au bout de deux mois, je fus payé de mes peines et le malade de ses longues souffrances , par une guérison parfaite et assurée , aujourd'hui, depuis huit ans.

La dissection de la tumeur nous présenta les altérations suivantes :

Le cordon , à l'endroit de sa section, était sain, seulement plus volumineux par infiltration séreuse; à l'autre bout de la tumeur, le testicule également sain et également infiltré; au milieu, un corps alongé, de la grosseur et de la forme de notre main, lorsqu'elle écrit , offrait, dans quelques endroits, le caractère des fongus et ailleurs celui d'un carcinome dégénéré, enfin à la

_____

(1) Ce fait et plusieurs autres semblables , me prouvent qu'on a beaucoup exagéré les accidens qui suivent la ligature médiate.

partie presque postérieure de cette masse, on trouvait le faisceau des vaisseaux spermatiques intact.

Cette autopsie nous démontre que la tumeur
s'était organisée dans le tissu cellulaire du cordon, par une cause inconnue; que son infiltration et celle du testicule, étaient dues à la compression exercée par le fongus sur la portion du
cordon spermatique qui le traversait; et enfin,
qu'il eût été possible de conserver l'organe principal de la génération, si cette maladie, envelop-
pée d'un masque impénétrable, n'eût trompé
sur sa nature, depuis le commencement jusqu'à
sa fin.

La guérison, sans rechute, nous confirme combien les dégénerescences du tissu cellulaire sont
moins funestes que celles des organes glanduleux, et me rappele une cure également heureuse,
que j'obtins, en faisant l'extraction d'un kyste
déjà en suppuration, au milieu des graisses mammaires, et à côté de la glande qui était saine et
que je respectai.

Il me reste à parler d'une dernière complication de l'hydrocèle, moins dangereuse que la
précédente et peut-être aussi désagréable, puisqu'elle est à-peu-près sans remède, je veux dire
le varicocèle.

S'il est peu considérable, je suis loin de le

regarder comme un obstacle à la cure radicale
par l'injection ; mais rencontre-t-on de ces gros
paquets variqueux, entortillés en forme de nœuds
ou chapelets autour du cordon spermatique, et
répandus çà et là sur le scrotum, je pense qu'on
doit renoncer, même, à la cure palliative. L'expérience m'a appris que le kyste se remplissait
promptement. L'eau épanchée sert, pour ainsi
dire, de compression aux vaisseaux variqueux ;
dès qu'on lui donne issue, ils augmentent de
volume ; la rupture de quelques-uns a lieu, et
le moindre accident, qui puisse arriver, est
l'augmentation de l'hydrocèle déjà très-favori-
sée par le relâchement et le diamètre des bouches exhalantes.

Un suspensoir, quelques bains froids partiels,
voilà les seuls moyens permis. Je n'ignore pas
les succès obtenus par l'illustre Petit, au moyen
de la ligature pratiquée en haut et en bas, sur
des paquets variqueux semblables. On en trouve
le détail dans ses Œuvres, *tome second, page*
47 ; il est encore rapporté dans le dictionnaire
des Sciences Médicales, article CIRSOCÈLE et
enrichi d'un nouveau fait, observé sur un médecin
militaire ; mais sans nier la possibilité de la
réussite d'une opération que je n'aurai pas vu
faire, on me permettra de soupçonner une récidive, souvent plus mal placée et plus dange-

reuse. Je dois, toutefois, rendre compte d'un événement qui n'est pas d'accord avec la doctrine que je viens d'émettre.

Il y a quelques années, je fus demandé à une maison de campagne du général Grouchy, pour opérer son concierge, d'une hydrocèle volumineuse, et pour laquelle on n'avait encore fait aucune ponction.

Je disposai tout pour la cure radicale par l'injection, dans le cas où rien ne la contre-indiquerait; la sérosité sanguinolente et un entrelacement énorme de varices le long du cordon, me firent renoncer à ce projet. Je plaçai un suspensoir et j'annonçai au malade qu'il faudrait nous revoir au moins une fois l'an. Huit jours n'étaient pas écoulés, que cet homme vint me me trouver avec une hydrocèle aussi grosse que la première. A sa sollicitation, malgré moi, contre mes principes, je fis de nouveau la ponction, et deux ans après allant voir ce malheureux, qui succombait à une péritonite, je me convainquis qu'il n'avait plus d'hydrocèle, et j'appris qu'il n'en avait jamais eu depuis la seconde ponction que je lui avais faite.

La gravité des douleurs du malade, son état désespéré, m'empêchèrent d'obtenir des renseignemens plus exacts sur cette guérison spontanée.

Après sa ponction, il fit six lieues à pied, dans un terrain difficile. Survint-il inflammation au testicule et par suite, le récolement de la tunique vaginale s'opéra-t-il ? Je l'ignore. J'atteste seulement la vérité du fait.

Les auteurs se taisent sur ces guérisons spontanées de l'hydrocèle. Je ne connais que Sabatier qui en cite deux, lesquelles furent suivies d'infiltration dans tout le scrotum et la verge. Elles ne sont cependant pas rares. Deux sexagénaires, l'un prêtre, l'autre avocat, ont été guéris spontanément de leurs hydrocèles qui étaient simples et pour lesquelles j'avais fait plusieurs fois la ponction. Tout récemment encore, j'ai eu occasion de voir un vieillard presque octogénaire qui a porté, pendant plus de quinze ans, deux hydrocèles par épanchement ; il a souffert dix ou douze ponctions, et je me suis assuré que depuis deux ans et demi, il n'a reparu aucun épanchement, soit d'un côté, soit de l'autre.

Un suintement dartreux aux deux aînes, a pu, chez ce dernier malade, suppléer l'amas séreux. Mais les deux autres n'ont éprouvé aucun accident, et pour expliquer ce phénomène, on est obligé de recourir à une autre voie de sécrétion métastatique, la sueur, l'urine.

Un dernier fait, relatif à cette maladie, me semble digne d'être cité. Un vieillard, de l'Hos-

pice de Vire, me consultait pour une hydrocèle qu'il portait depuis longues années. Là
dureté de la tumeur, vers son bord externe, me
frappa, et je reconnus sous la peau, l'existence
d'une lame soit cartilagineuse, soit osseuse,
dont le bord supérieur était échancré, et qui
avait, au moins, deux pouces et demi d'étendue.
Le refus constant de cet homme de consentir à
l'opération, ne me mit point à portée de vérifier
si ce cartilage, de formation accidentelle, existait
entre la peau et la tunique vaginale, ou bien
s'il était dû à la dégénérescence de cette membrane séreuse en tissu cartilagineux.

————

Les hydropisies enkystées, sous-cutanées, se
rencontrent souvent au genou.

Une pression habituelle sur cette partie, une
constitution lymphatique, en sont les causes prédisposantes.

L'extirpation avec l'instrument tranchant, est
un moyen désavantageux. Il en résulte des plaies
trop larges, dont la cicatrice est longue à obtenir et nuisible après la guérison.

Le procédé opératoire, que j'ai décrit, pour
détruire la tunique vaginale dégénérée, est encore plus commode dans ces tumeurs. On peut
employer plus hardiment le caustique, et quel

que fût l'épaisseur du kyste et son étendue, je l'ai toujours vu se détacher en huit jours, et souvent d'un seul morceau.

L'action du caustique crispe et contracte la peau; après la sortie du sac, on exerce une légère compression, et l'adhérence s'opère avec les parties sous-jacentes.

Le feu produirait le même effet. Un artiste vétérinaire instruit, avait inutilement vidé, deux fois, la sérosité accumulée dans un kyste de cette nature, placé au flanc d'un cheval pré-cieux. Je l'invitai à passer, à plusieurs reprises, un bouton de feu dans la poche artificielle; la membrane se détacha, et l'animal guérit à la grande satisfaction du propriétaire.

———————

Mon recueil n'est pas riche en hydropisies des cavités muqueuses, parce que les ouvertures cadavériques m'ont été refusées.

Deux fois seulement, j'ai guéri l'hydropisie du sinus maxillaire, par la seule extraction d'une dent, l'introduction, dans la cavité, d'un stylet rougi au feu, et quelques injections.

Une autre hydropisie de même nature, mais plus rare, s'est offerte dans ma pratique.

Une jeune fille, de quinze ans, m'est adressée des environs d'Avranches, pour une tumeur

qu'elle portait, depuis six mois, dans la joue droite.
Elle était du volume d'un œuf, et placée entre
les fibres du buccinateur et la muqueuse buccale.
Il était aisé de distinguer qu'un liquide, contenu
dans un kyste, formait cette bosse, et j'en attribuai la cause à l'oblitération de l'orifice du
conduit salivaire de stenon.

Une aiguille courbe, armée de plusieurs fils,
traversa la partie de la tumeur saillante dans la
bouche, dans la direction de la commissure des
lèvres, au grand angle de la mâchoire inférieure.

Un fluide visqueux s'écoula et les fils furent
liés en anse pour servir de séton, et procurer un
orifice artificiel au conduit salivaire. Je ne les
supprimai qu'au bout d'un mois et la guérison à
été parfaite.

La cure fut traversée, dès le troisième jour,
par une angine gutturale, puis par un dépôt,
presque subit, à la partie inférieure du col, du
même côté que la première tumeur. Une sérosité, semblable à la salive, formait le foyer.

Je ne pus attribuer cet épiphénomène qu'à
la dérivation de ce fluide. En effet, son cours
fut momentanément intercepté dans le trajet de
son conduit excréteur, par le gonflement qui
accompagna la phlegmasie, des muqueuses buccale et pharingienne ; la parotide continuait sa

sécrétion ; alors le système cellulaire, infiltré dans la partie déclive, devint le siége du foyer là où une densité plus grande du tissu et le rebord de la clavicule opposèrent résistance.

Malgré la longueur de cet article, il me faut encore essayer de résoudre une question, qui, toute théorique qu'elle est, ne peut être réputée oiseuse, puisqu'elle touche, de si près, à la pratique.

Comment se fait-il, qu'à l'aide d'une phlegmasie, deux membranes séreuses mises en contact, se réunissent?

Quel est le mode d'agir de la nature?

L'on conçoit facilement que la peau, une membrane muqueuse, ulcérées, excoriées seulement et rapprochées d'une partie également disposée, contracteront adhérence; mais l'expérience prouve et personne ne niera, que ces deux tissus sont inhabiles à adhérer, soit pendant, soit après la plus forte inflammation, si l'épiderme qui leur sert, pour ainsi dire, de vernis, subsiste intact.

Comment donc expliquer la réunion, à la suite d'une phlegmasie, de deux membranes séreuses, lisses de leur nature, lubréfiées sans cesse par la sérosité qu'elles exhalent et à l'abri, par leur situation, de tout agent mécanique propre à les excorier ?

Pour expliquer ce phénomène, admettra-t-on l'interposition d'une matière albumineuse, qui exhalée de la surface enflammée, donne naissance aux fausses membranes ?

Je répondrai et prouverai tout à l'heure, aux partisans de ce système, que cette disposition, qui mérite seulement le nom d'agglutination, n'a lieu à la suite des phlegmasies des membranes séreuses, que dans les endroits enflammés qui n'ont pas entr'eux un contact immédiat.

Pour approfondir la difficulté, suivons la nature dans sa marche. Examinons cette membrane séreuse dans son état physiologique ; voyons-la passer à l'état pathologique ; ensuite reportons-nous vers ce qui arrive dans le procédé opératoire de l'hydrocèle, par injection vineuse ; et dès-lors le voile, qui masque le tableau des phénomènes de l'adhérence du tissu séreux, se levera.

Dans l'état sain, la tunique vaginale, de même que toutes les membranes séreuses, est mince, lisse, polie et lubréfiée sans cesse par une sérosité albumineuse qui facilite son frottement et son développement.

Cette sérosité est fournie par transsudation et reprise, en égale quantité, par les vaisseaux absorbants qui s'ouvrent à sa surface. On y voit aussi des vaisseaux sanguins.

Etat pathologique. Une membrane séreuse s'enflamme-t-elle ? elle devient opaque, plus épaisse, d'un tissu plus spongieux ; et le sang, qui a envahi les vaisseaux blancs, la rend rouge. « L'exhalation et l'absorption semblent comme » suspendues dans les premières périodes de l'in- » flammation, et ce n'est que vers la dernière » période qu'elles exhalent une sérosité albu- » mineuse, qui paraît concourir aux diverses » adhérences (1). »

Si dans ce premier temps, la résolution n'a pas lieu, la membrane s'épaissit encore, elle change sa couleur blanche perlée en un blanc mat, son aspect uni et luisant en une surface rugueuse et recouverte de grumeaux grisâtres ; enfin des lambeaux de fausse membrane, des adhérences de place en place, tels sont les phénomènes que ce genre de tissu offre au médecin soit opérateur, soit anatomiste.

Dans l'opération de l'hydrocèle par l'injection vineuse, que se passe-t-il donc ? L'injection agace, irrite la surface lisse de la membrane séreuse ; elle crispe ses bouches exhalantes, et empêche la sécrétion du fluide doux qui la lu-

_____

(1) Pinel, Nosographie Philosophique, tome 2, p. 393.

bréfiait. Un nouveau mode de vitalité s'y établit ; le sang rouge abonde dans les vaisseaux lymphatiques ; la membrane se gonfle, s'épaissit, sa surface reste sèche, aride, perd son poli ; elle devient rugueuse par la perte, par la désorganisation de sa pellicule vernissée, si je puis m'exprimer ainsi, et dès-lors elle est apte à l'adhérence, qui se forme, si deux surfaces, en même disposition, éprouvent un contact immédiat.

Tel est le premier mode d'adhérence des séreuses, et que j'appellerai par première intention, ou adhérence immédiate.

Une guérison spontanée et radicale, rapportée par le professeur Richerand, *Physiologie*, *p. 291*, ne tenait-elle pas à la même cause ? La ponction avait donné issue à une sérosité roussâtre, le testicule avait été gonflé et l'adhérence qui eut lieu, vers le vingtième jour, avait été précédée d'inflammation. Tous ces phénomènes annoncent bien un commencement de dégénération de la tunique vaginale avant la ponction ; celle-ci enleva le corps intermédiaire, je veux dire, la sérosité roussâtre, et alors les membranes se trouvèrent disposées à contracter adhérence par première intention.

La première période de l'inflammation passée, la membrane éprouvera partout une détente progressive ; les exhalans, resserrés jusques-là, donneront écoulement à une sérosité abondante ; altérée par son séjour et par la chaleur augmentée de la partie, elle sera plus épaisse, et chaque gouttelette se condensera, à l'instant de sa sé-crétion, sur les parois de la membrane qui la fournit ; celle-ci, devenue rugueuse par la perte de sa surface luisante, permettra l'alongement de son tissu cellulaire, au travers de la couche albumineuse, qui s'organisera, et servira de moyen d'union, par adhérence médiate.

C'est ce qui constitue l'adhérence par seconde intention, adhérence qui acquerrera de la soli-dité avec le temps, par l'absorption de la partie la plus fluide de l'albumine.

Enfin l'inflammation aura été moindre ; elle se sera terminée par résolution ; la surface des séreuses aura conservé son vernis dans presque toute son étendue, hormis dans quelques points devenus rugueux ; alors des filets cellulaires, s'alongeant de ces petites surfaces ulcérées, don-neront lieu à cette troisième espèce d'adhérence que les auteurs nomment celluleuse.

Cette théorie claire, parce qu'elle est natu-relle, est analogue à ce qui se passe dans les phlegmasies et les adhérences de tous les autres tissus.

A LA PEAU : Suivons un érysipèle intense.

Au début, il y a rougeur, chaleur, tension et sécheresse;

Au déclin, détente, desquamation de l'épiderme et sécrétion, en forme de rosée, d'une sérosité albumineuse, propre, avec le concours de l'air, à réformer le vernis cutané, mais aussi susceptible de concourir à l'adhérence de deux surfaces érysipélateuses, mises en contact immédiat à l'instant de cette exsudation, surtout dans un phlegmon.

DANS LE TISSU MUQUEUX : Adhérence de la première espèce, lors de la réunion des parois du vagin à la suite des déchiremens de la muqueuse qui le tapisse et du rapprochement immédiat par le gonflement consécutif;

Adhérence de deuxième espèce, dans l'occlusion des narines, à la suite de la variole;

Enfin, adhérence celluleuse dans les brides du canal de l'urètre après une blennorrhagie syphilitique.

DANS LE TISSU FIBREUX : Réunion immédiate d'une plaie simple, récente, au moyen d'un rapprochement parfait; réunion médiate et seulement secondaire, faute d'un contact immédiat, mais à l'aide du gonflement des parties qui le supplée, de la suppuration qui détruit les corps intermédiaires, de l'exsudation des vaisseaux et de de l'alongement successif du tissu cellulaire ambiant.

Mêmes phénomènes DANS LES OS FRACTURÉS, où souvent l'on peut trouver réunis, dans la même pièce, des exemples des deux premiers modes d'adhérence.

En effet, supposons deux fragmens, dont la juste apposition n'a lieu que dans la moitié de leur surface, comme cela arrive souvent dans les fractures obliques : les points en contact direct adhéreront, de même que les parties molles, *immédiatement*, par le moyen des systèmes vasculaire et cellulaire, et la consolidation sera bien plus prompte ; tandis que la portion mal ajustée ne se réunira que lentement et *médiatement*, par l'interposition de la substance calcaire et de la gelatine secretées par les bouts des vaisseaux, soutenues par l'alongement lent et progressif des tissus cellulaire et vasculaire, sous forme de bourgeons rougeâtres. Enfin, ce genre de réunion n'acquerrera de solidité qu'après un laps de temps suffisant, lorsque la partie la plus fluide aura été pompée par le système absorbant.

La vérité de la doctrine, que je viens d'émettre, est donc prouvée par analogie ; l'explication facile des phénomènes cadavériques lui donne un complément de preuve.

On voit la tunique vaginale des hommes opé-

17

rés par injection, adhérer immédiatement, et cette disposition est forcée, puisque le contact des surfaces séreuses, pendant l'inflammation, a été immédiat, condition sans laquelle la cure radicale n'eût pas eu lieu.

A la suite des pleurésies, des péritonites, des vieilles hernies par engouement, si, sur le même cadavre, et souvent sur une surface de deux ou trois pouces, l'on trouve réunis les trois différens modes d'adhérence, ne doit-on pas ces variétés et à la conformation des parties qui ne permettait pas, au moment de la phlegmasie, un contact médiat sur tous les points, et à l'intensité de l'inflammation qui n'était pas égale partout.

Système Lymphatique.

Dans un pays, où les tempéramens lymphatiques sont nombreux, les maladies de ce système doivent suivre la même proportion. Déjà la goutte, les hydropisies, dont l'étiologie marquerait ici la place, et que nous avons préféré classer d'après le dernier échelon apparent de leurs phénomènes morbifiques, ont mérité rang parmi les endémies.

Il nous reste à parler d'une affection, dont les ravages se manifestent sur les organes mêmes conducteurs ou élaborateurs de la lymphe, que

le professeur Richerand à définie l'exagération,
et que j'aimerais autant appeler la stagnation du
système lymphatique.

Les Scrophules sont caractérisés par l'engorgement, puis l'induration et quelquefois, à
la fin, la suppuration des ganglions lymphatiques,
au mesentère, au col, à l'aisselle, aux aînes,
par le gonflement et la rougeur du nez et de la
lèvre supérieure, par l'empâtement du tissu
cellulaire sous-maxillaire, par les ophthalmies
rebelles suivies de nuages, d'albugo sur la cornée transparente, du ptérygion, des fistules
lacrymales, par les phlegmons aux doigts des
pieds, des mains, qui sont éfilés, aux articulations du tarse ou sur le métacarpe, se terminant par des ulcères fétides, baveux, à suppuration ichoreuse, avec carie vermoulue et interminable des os courts et spongieux.

Ces symptômes, dont la réunion n'a jamais
lieu sur le même sujet, se développent assez
indifféremment les uns après les autres : là le
gonflement de la lèvre existe long-temps seul ;
ici le phlegmon du pied et plus tard la carie
paraissent les premiers.

Un mouvement fébrile peut accompagner la
fonte des tumeurs ; mais la fièvre hectique n'a
lieu que dans le dernier degré de la maladie.

La funeste influence du scrophule se fait sentir

surtout dans l'enfance. Dans le premier période
de cet âge, les ganglions du col et du mesentère, l'extrémité spongieuse des os sont primitivement affectés ; dans le second, les ulcéra-
tions, phlegmons et caries apparaissent.

L'adolescence paye son tribut à la même diathèse lymphatique par des phthisies tubercu-
leuses, l'âge mûr par la goutte et les hydropisies accompagnées d'engorgement des glandes
secrétoires, le foie, le pancréas, la rate.

Le sujet habituel du scrophule est l'enfant
lymphatico-sanguin, lent et pléthorique, ou le
lymphatique faible.

L'observation a fait admettre pour causes des
scrophules, l'hérédité, les variations subites et
fréquentes de l'atmosphère, les habitations froides, humides, mal aérées, l'entassement des
enfans dans un même local, le passage d'un
climat chaud dans un froid, l'excès ou la disette
de nourriture, l'usage des pâtes non fermentées,
la misère et la malpropreté.

Quelquefois aussi cette maladie est consécutive de la rougeole, de la scarlatine, et du rhumatisme aigu. Alors elle attaque jusque dans
l'âge viril, et les engorgemens glanduleux sont,
plus souvent et plutôt, suivis de la carie des os.

Comment tant de causes diverses et même

contradictoires , peuvent-elles opérer un **effet**
analogue ?

L'hérédité peut y contribuer de deux maniè-
res : directement , par une conformation semblable;
indirectement , par une constitution énervée et
maladive.

Le goutteux nous servira pour exemple du
premier cas : en effet , un enfant lymphatico-
sanguin , à peau blanche , dont le tissu cellulaire
est empâté , chez lequel la prédominance veineuse est annoncée par la couleur foncée et presque bleue des joues et des extrémités , par l'engourdissement général , n'offre-t-il pas la copie
fidèle de l'homme qu'une semblable constitution
à établi goutteux à 40 ans ? Et la pléthore atonique qui engorge le système glanduleux du premier , n'est-elle pas également cause des tophus
goutteux que son père endure ?

Je trouve mon second modèle dans un père ,
cruellement asthmatique , auquel je donnais des
soins. Il engendra , avant le dépérissement de sa
santé , des enfans forts et robustes ; la dernière
née à perdu , par carie scrophuleuse , plusieurs
phalanges des doigts , et un œil , par un épais
leucôma. L'asthme et le scrophule n'ont cependant aucune ressemblance ; donc il faut admettre
que ce père , épuisé par le défaut de l'hématôse
et des autres agens réparateurs , n'a pu fournir

qu'un sperme imparfait, et que l'enfant procréé
a apporté en naissant la faiblesse d'organisation
qui le disposa au scrophule.

Le sang de la mère, qui sert au développement
de l'embryon, son lait, qui alimente le nouveau-
né, produisent le même résultat. Trop de richesse donne la pléthore, l'empâtement. La
pauvreté des mêmes humeurs organise des solides faibles qui, un jour, n'imprimeront aux
fluides qu'une élaboration vicieuse et un mouvement insuffisant.

Toutes les autres causes indiquées aboutissent
à ce résultat, ou pléthore, soit générale, soit
locale, ou faiblesse d'organisation : d'où lenteur,
stagnation, engorgement.

Le système lymphatique en doit être le siége,
de même que les artères sanguines doivent offrir
les dilatations anévrismales forcées. Ces vaisseaux touchent de près au centre d'action ; les
autres, séparés de lui par des circonvolutions
infinies, en sentent à peine l'impulsion. Le gan-
glion lymphatique, composé de replis tortueux,
participe encore plus à la torpeur de son système ; aussi est-il le premier entaché du scrophule. Son engorgement dans la syphilis, dans
la peste, après l'insertion vaccinale, à la suite
de la scarlatine, n'est-il pas dû au séjour prolongé de la lymphe conductrice du virus qui y

exerce plus long-temps son irritation ? La même
cause reproduit le même effet dans la circulation
lente du système osseux, et l'expose, surtout, aux
caries, après les infections dont j'ai parlé.

Enfin, l'effort impulsif de la nature, à chaque
âge, vers une partie du corps, et l'abondance
des vaisseaux lymphatiques règlent le lieu et la
gravité des symptômes.

La stagnation de la lymphe, par faiblesse ou
pléthore, est donc la cause prochaine du scrophule ; l'engorgement est d'abord passif ; l'irritation n'existe que lorsque la lymphe a dégénéré
par son séjour, et a acquis l'âcreté, que, dans
une autre circonstance, elle tenait primitivement de la matière absorbée de la rougeole, de
la syphilis.

Mais tous les enfans ou lymphatiques faibles,
ou lymphatico-sanguins, avec lenteur pléthorique, ne sont pas scrophuleux.

Le chapitre des causes accidentelles doit répondre victorieusement à cette objection. Du
reste, la série des phénomènes étiologiques
que j'ai établie, suffit pour baser un traitement
rationel.

L'enfant lymphatique, faible, chez lequel la
circulation de la lymphe languit par atonie, a
besoin d'une nourriture animale et de bon vin.
L'habitation des sites élevés et à une exposition

australe, un exercice modéré et en plein air,
des frictions sèches et aromatiques, la laine sur
la peau, redonneront aux systèmes pulmonaire
et cutané un excitement favorable. Quelques
médicamens toniques et stimulans, à l'intérieur,
aideront le régime diététique. Le quinquina, la
gentiane, le sirop anti-scorbutique, l'élixir anti-
scrophuleux de Peyrilhe et quelques autres,
offrent au médecin des moyens précieux, dont
le choix sera réglé d'après le goût, la force,
l'irritabilité de son malade et le siége des symptômes. Le traitement local est toujours infructueux.

J'appliquerai au scrophuleux fort, pléthorique et inerte, ce que j'ai dit au goutteux de
conformation identique, l'abstinence et l'exercice.

Il faut diminuer la nourriture, éviter, surtout, la bouillie et les farineux. Les bains de mer
ou de rivière établiront un mouvement salutaire d'action et de réaction. Les égouts derrière
les oreilles, à la nuque, diminueront la pléthore
locale; quelques sangsues meneront au même
but; des purgatifs, répétés de loin en loin, favo-
riseront la déplétion et seront des contre-irri-
tans. Le muriate de baryte ne m'a paru avantageux que dans quelques cas de cette espèce.
En même-temps on stimulera avec le sirop anti-

scorbutique, les élixirs anti-scrophuleux ; enfin
on attendra la guérison du développement actif
que l'âge de puberté apportera au système de la
circulation.

L'atrophie mésentérique ou CARREAU, qui
souvent est le symptôme du scrophule, le premier développé et le plus terrible, est incura-
ble, lorsqu'elle est avancée. La crainte de dé-
terminer une phlegmasie chronique aux intestins voisins du tissu affecté, doit proscrire un
traitement âcre et irritant.

Les moyens qui m'ont le mieux réussi, lorsque j'ai été consulté à temps, ont été l'infusion
aqueuse de rhubarbe, le muriate de mercure
doux, à petite dose, et répété deux ou trois fois
par semaine, enfin le sirop anti-scorbutique avec
un peu de vin, et la suppression des bouillies.

L'esquisse, que je viens de tracer des scrophules, indique les causes de leur fréquence dans
quelques communes de l'arrondissement de Vire,
l'hérédité, la température froide et humide,
l'usage journalier des galettes et bouillies de sarrasin, et les suites trop souvent malheureuses
des scarlatines et rougeoles.

Naguères, les victimes de cette terrible maladie fourmillaient dans la basse-ville de Vire,

parmi la classe ouvrière, en proie à la misère, mal logée, mal nourrie et entassée dans des rues étroites sur le bord d'une rivière souvent infecte.

Depuis vingt ans, l'état prospère du commerce de drap, l'introduction des mécaniques ont entraîné l'établissement des ateliers hors des murs; la population manufacturière, moins pauvre, s'est éparpillée sur quelques terrains communaux qui bordent la ville; elle a arrosé de ses sueurs cette terre inculte et en a payé la valeur à l'état avec des enfans sains et industrieux.

L'agriculture de son côté, qui a su arracher à un sol ingrat les plus belles récoltes de froment, a permis à l'habitant de substituer dans sa nourriture, cette fécule glutineuse et nourrissante, au seigle et au sarrasin.

Le fléau maculateur disparaît insensiblement avec ses causes, et aujourd'hui les amis de l'humanité se réjouissent de voir un peuple, régénéré par son industrie et son travail, s'élever droit et sain, à côté des débris, trop souvent, difformes et rachitiques, de l'ancienne peuplade.

SYSTÈME VASCULAIRE SANGUIN.

Les tissus organiques, facilement perméables en raison de l'humidité et du climat tempéré,

laissent prendre aux vaisseaux sanguins un développement large et étendu.

Pendant les belles années de la vie, le système
artériel domine et son impulsion favorise la circulation jusqu'aux ramifications capillaires les
plus éloignées. Avec l'âge, la force contractile
du cœur diminue; le sang veineux séjourne
dans ses vaisseaux; il les dilate, et il occasionne
ces nombreuses varices qui déforment les jambes
des individus les plus beaux et les plus forts
dans leur jeunesse.

Certains artisans, les tondeurs de drap, surtout, doivent cette maladie à une station continuelle et presque sans mouvement. (1)

La grossesse, un embonpoint démesuré s'op-
posent au retour du sang des extrémités inférieures, dans la veine cave, et multiplient, à
l'infini, la même infirmité.

Une compression modérée, à l'aide d'un bas
lassé, redonne au membre variqueux le ton qu'il
a perdu et prévient ou guérit des ulcères sordi-
des, incurables sans ce moyen.

_____

(1) Un avant-bras parsemé de varices énormes n'empêche nullement le travail d'un teinturier qui est né avec
cette disposition; la cause n'est due à aucune tumeur apparente; la constitution du sujet est faible, et la moindre
compression est nuisible à l'organe pulmonaire.

La fréquence des varices aux extrémités inférieures, parmi la population dont je m'occupe, serait-elle un préservatif des hémorroïdes ? Elles sont rares et jamais accompagnées d'accidens graves.

Le tempérament sanguin est sujet, sur les collines qui bordent l'arrondissement, à quelques hémoptysies actives, pendant l'adolescence ; l'état de brocanteur en augmente les victimes dans la commune du Champ-du-Boult ; leur traitement a été indiqué à l'article phthisie pulmonaire.

Je voudrais pouvoir glisser avec la même légèreté sur d'autres hémorragies, qui attaquent, trop souvent, l'homme adulte, pour ne pas leur reconnaître une cause endémique.

DE L'HÉMATÉMÈSE.

La maladie, qui porte ce nom, est caractérisée par un vomissement de sang brun ou noir, variable en quantité, et presque toujours accompagné d'évacuations alvines de même nature.

Elle doit être confondue avec le mélœna de certains auteurs, parce que la couleur, plus ou moins noire de la matière vomie, ne peut suffire pour établir deux variétés.

Les symptômes concomitans sont la pâleur de la peau, et des muqueuses apparentes, le froid des extrémités, les vertiges, la syncope, des coliques et quelquefois la mort, lorsque l'hémorragie est abondante, ou sa récidive prompte.

Que la perte du sang se fasse par exsudation ou par rupture, toute hémorragie suppose l'effort impulsif du liquide contenu, ou la faiblesse du vaisseau contenant ; d'où dérive la distinction nécessaire de l'hématémèse en active et en passive.

La direction tortueuse des vaisseaux qui aboutissent à l'estomac et à tous les viscères abdominaux, la lenteur de la circulation veineuse qui n'est point aidée par l'action musculaire, sont des causes occasionnelles, communes à l'une et à l'autre espèce.

Les causes particulières sont :

Pour l'hémathémèse active, la suppression d'une évacuation habituelle, l'influence spasmodique et locale du système nerveux sur la circulation, la compression des vaisseaux gastriques ou intestinaux par un engorgement viscéral ;

Pour la passive, une débilité du tissu vasculaire veineux, rarement primitive, presque toujours secondaire et symptomatique d'une maladie antécédente ; tantôt c'était une hématémèse active, tantôt une gastrite chronique ; ou enfin l'hémorragie a succédé aux névroses répétées de l'organe digestif, que je regarde comme les vraies causes climatériques des hématémèses trop fréquentes, qu'offre la pratique de la médecine dans l'arrondissement de Vire.

Madame ✶✶✶, d'un tempérament sanguin-nerveux, taille petite, mais forte, est issue d'une mère qui succomba à une maladie organique du cœur.

A l'âge de quarante-six ans environ, après quelques irrégularités dans l'évacuation menstruelle, symptômes avant-coureurs de la suppression, cette dame éprouva des anxiétés précordiales, avec menace de suffocation, et rougeur subite de la face et du col.

Un bain de siége chaque jour, l'application des sangsues à l'anus, et une ou deux saignées du bras, dans quelques momens critiques, avaient déjà rempli, avec avantage, et plus d'une fois, l'indication palliative et raisonnée que la maladie présentait.

Un accès, plus violent qu'à l'ordinaire, se déclare à la campagne ; chaleur fébrile, bouffées de rougeur à la face et à la poitrine, suffocation imminente, cardialgie, envie indicible de vomir.

Un officier de santé appelé, en mon absence, prescrit un vomitif. La malade rejette, avec quelques mucosités, beaucoup de sang noir, et la famille et l'empirique de se réjouir d'un soulagement momentané.

Pendant la nuit, retour des mêmes symptômes, auxquels je crus plus sage d'opposer une large saignée du bras, que de provoquer un vomissement sanguin, mille fois plus à craindre que les accidens auxquels on voulait remédier.

Les bains de siége, l'application réitérée des sangsues, quelques saignées très-éloignées, et un régime débilitant ont prévenu une hématémèse succédanée et, peut-être, l'affection prédisposée de l'organe principal de la circulation. Enfin, après trois années de constance, la malade a recouvré sa santé entière et le médecin a reçu le prix le plus doux de ses services, en conservant à sa famille une mère aussi utile qu'elle est estimable.

A cet exemple d'hématémèse active, qui reconnaît pour cause et une suppression menstruelle et l'usage inconsidéré d'un vomitif, j'ajouterai le suivant, dû à l'influence du système nerveux sur la circulation.

Un des professeurs les plus distingués du collége de Vire, d'un tempérament nerveux,

éprouve, à l'âge de quarante-cinq ans, des cha-
grins violens qu'il s'efforce de concentrer.

Pendant quelques jours, pesanteur dans la région épigastrique et hypocondriaque droite, anorexie et constipation.

Bientôt, vomissement d'un sang noir et grumelé; quelques heures après, évacuation énorme de matières fécales, dures, avec autant de
sang de même couleur et par caillots. Le troisième jour, nouvelle hémorragie alvine, plus
abondante, encore, que la première, pâleur,
syncope et crainte d'une mort imminente.

Pendant la nuit, et le jour suivant, le malade donne des selles sanguines, noires et toujours copieuses; elles sont précédées de coliques
vives.

Le cinquième jour, diminution des accidens;
et le septième, retour de quelques matières fécales de couleur naturelle.

Une émulsion d'amandes, nitrée, et bue froide,
quelques cuillerées de gelée de viande, une potion aromatique éthérée, et des lavemens, composèrent le traitement.

Des potages farineux soit au lait, soit au
bouillon, des œufs frais furent la première nourriture dont le malade fit usage; la liberté du
ventre fut entretenue avec le tartrite acidulé de
potasse; l'usage en a été souvent renouvelé; et
le

depuis sept ans, M....... n'a éprouvé aucune rechute de cette hématémèse active, où l'on doit voir la progression suivante dans les phénomènes maladifs,

Spasme des plexus nerveux du bas-ventre, circulation abdominale retardée et inégale, pléthore locale et rupture des vaisseaux.

La terminaison est loin d'être également heureuse dans l'hématémèse passive. Presque toujours je l'ai vue promptement mortelle.

MM. le Hericey, de St-Vigor, et Touroude, d'Estry, âgés d'environ cinquante ans, périrent au bout de trente ou trente-six heures, après avoir perdu, par haut et par bas, plusieurs livres d'un sang noir et grumelé. Tous deux étaient adonnés à la boisson; ils fatiguaient beaucoup à cheval et étaient atteints, depuis long-temps, d'une pyrosis.

L'action augmentée du système sanguin-gastrique, au moyen des liqueurs fortes, des digestions toujours troublées et des vomissemens répétés, devait être suivie à la longue du relachement de la muqueuse stomacale, et de l'affaiblissement des vaisseaux veineux environnans.

Quelles sont les parties qui fournissent le sang?

18

L'hématémèse a-t-elle lieu par exhalation ou par rupture des vaisseaux ?

L'autopsie cadavérique ne m'a point permis de vérifier ces deux points d'anatomie pathologique ; mais des observations multipliées prouvent, que les lésions du foie, de la rate, du pancréas peuvent donner lieu à l'hémorragie, aussi bien que l'estomac.

Les opinions sont partagées sur la seconde question ; et des autorités du plus grand poids, Bichat, le professeur Pinel, attribuent l'accident aux vaisseaux exhalans des membranes muqueuses. (1)

Je vois une preuve de cette théorie dans le suintement habituel des hémorroïdes internes ou externes, et, par analogie, je conçois le même mode pour la ménorrhagie ordinaire et pour toute hémorragie légère.

Mais dans l'épistaxis, où le sang coule comme un ruisseau, est-il possible de se refuser à l'idée de la rupture d'un vaisseau même plus gros que les capillaires ?

L'hématémèse, où l'on vomit; quelquefois, le sang, à pleine bouche, et où il coule instan-

---

(1) Le célèbre auteur de la Nosographie, dit pourtant, *pag. 107., tom. XX du Dictionnaire Médical*, « les cas » de rupture sont extrêmement rares. »

tanément par l'anus sept à huit onces de sang
en une minute, peut-elle être attribuée à la
la seule exhalation viciée d'une membrane muqueuse ?

Mon imagination se refuse, de même, à ne
pas voir une autre cause dans les pertes utérines, si brusquement mortelles.

A la jambe, le sang contenu dans une veine
variqueuse, la dilate; il amincit ses parois et
celles de la peau, au point de donner lieu à
une hémorragie inquiétante ; la rupture d'un
anévrisme de l'aorte arrive de même.

Pourquoi donc n'admettrais-je pas aussi ce
mécanisme pour toutes les hémorragies internes
qui sont abondantes, et la perte par exhalation dans les cas de moindre importance ?

Le fait suivant m'a offert à la vue, les deux
modes en même-temps, à l'intérieur de l'utérus.

La femme Guérin, d'une constitution faible
et lymphatique, accablée de chagrin et de misère, accouche avant terme. Seule dans une
chambre, elle doit se servir elle-même, dès le
premier jour de ses couches, et quitter fréquemment le lit, pour satisfaire à une diarrhée im-
portune. Le 4e. jour au matin, elle se lève, se
met sur son pot-de-chambre et dans un accès
de ténesme, la matrice sort renversée. Un cri
perçant avertit une voisine, et en peu d'instans

je me trouve auprès de la malade. L'organe utérin, complètement renversé, présentait entre les
cuisses une tumeur de la grosseur de la tête
d'un enfant nouveau né; la membrane interne
donnait bien une exsudation sanguine dans quelques endroits; mais en d'autres, des artérioles
béantes, laissaient jaillir le sang et m'en cou-
vraient, tandis que mes doigts, garnis d'un linge
qui s'opposait à l'action des ongles, placés au
milieu de cette poche renversée, la réduisirent,
non sans effort.

Des soins et des secours, en tout genre, fa-
cilitèrent le rétablissement de cette infortunée.

———————

La connaissance acquise de l'arrondissement
de Vire et de la constitution dominante de la
femme, me dispense de dire que l'aménorrhée
y est extrêmement fréquente; les mêmes causes
doivent multiplier les ménorrhagies passives après
les couches.

La force radicale qui a manqué à la fille lymphatique, à peau blanche, à cheveux blonds,
pour être apte, de bonne heure, aux jeux de
l'hyménée, la rend peu propre à supporter les
douleurs de la maternité. L'utérus fatigué des
efforts expulsifs qu'il vient de faire, reste, pour
ainsi dire, stupéfait de son énergie surnaturelle;

la nature s'oublie dans cet instant décisif pour
la vie de la femme ; la contraction utérine languit ; les vaisseaux, qui portaient la nouriture de
la mère à l'enfant, restent béants ; le sang coule
à nappe, et souvent la femme succombe, (je
me sers ici des expressions du professeur Gardien)
« Quoiqu'elle soit secourue sur-le-champ par
un praticien consommé, qui emploie les remèdes
les mieux indiqués et les plus puissans. » (1)

Dans le commencement de ma pratique, lorsque je me livrais à l'art des accouchemens, j'ai,
plus d'une fois, frémi à la vue des pertes utérines, notamment auprès de la femme d'un phar-
macien, disposée, par sa constitution, à cet
accident.

Son premier accouchement est naturel, mais
long et pénible ; une tumeur sensible à l'hypo-
gastre m'annonce la contraction de la matrice ;
le sang ne coule point en excès, et je quitte
pour un cas urgent. Le hasard me ramène de
suite à la pharmacie ; je demande des nouvelles
de la malade ; on m'annonce qu'elle dort ; je
m'approche de son lit ; elle était froide et en
syncope ; le sang avait coulé en abondance, et
la vie était prête à s'éteindre.

----

(1) Dictionnaire des Sciences médicales, page 406,
vol. XXIV.

Des serviettes trempées dans l'eau froide, appliquées sur le ventre et les cuisses, l'ammoniaque et le vinaigre sous le nez, des flanelles
chaudes sur les extrémités, un peu de vin généreux arrêtèrent la perte, ranimèrent l'énergie
vitale, et sauvèrent cette jeune dame, qui courut
les mêmes dangers à sa seconde couche.

Un phénomène pathologique tout opposé s'est
offert, une fois, dans ma pratique ; sa rareté
m'engage à le transcrire.

L'épouse d'un officier retraité, fortement constituée, tempérament sanguin et nerveux, accouche heureusement d'un enfant fort. Les dernières douleurs sont vives et continues. Après
la délivrance, le col de la matrice se contracte
brusquement, et ne laisse passer aucune goutte
de sang.

A l'instant, battement spasmodique et précipité du cœur, suffocation, face vultueuse. Une
saignée prompte et large, au bras, rétablit l'ordre, et peu après les lochies parurent.

Moins heureux, sans être plus coupable, un
jeune médecin, que l'école de Paris a couronné,
que l'Hôtel-Dieu comptait au nombre de ses
internes les plus instruits, le docteur Bouchard,
presque à son début dans la carrière, a perdu,
à la suite d'une hémorragie par inertie de matrice, une femme qu'il venait d'accoucher, et

qui, l'année précédente, avait déjà failli à succomber à la même atonie dans une fausse couche.

Que le peuple crie contre un insuccès non
mérité, ou qu'il applaudisse à la réussite d'une
opération que la saine chirurgie réprouve, le
peuple joue son rôle ; disons, comme le bon la
Fontaine,

C'est un torrent ; qu'y faire ? il faut qu'il ait son cours ;
Cela fut et sera toujours.

Mais, si l'éducation n'a pu placer certains hommes au-dessus de l'erreur populaire, il est du
devoir d'un médecin véridique, ami de son pays,
fier de son art, dont il n'avilit jamais la dignité,
de prendre la défense d'un jeune sujet, que l'intérêt local exigeait qu'on protégeât, et que l'in-
trigue et la mauvaise foi devraient rougir d'avoir
combattu avec l'arme de la médisance et de la
calomnie.

Système nerveux.

Les systèmes musculaire et cellulaire sont assez fortement prononcés ; ils enveloppent, pour
ainsi-dire, de leur couverture, l'appareil sensitif. L'exaltation des régions équatoriales, la
crispation des pays polaires, sont également
étrangères à notre climat tempéré : la mollesse,
l'oisiveté sont inconnues à la population active
et industrieuse du Bocage ; aussi la série des

névroses, tant multipliée dans les grandes villes, ne mériterait-elle aucune place parmi nos endémies, si certaines professions lucratives et quelques productions indigènes ne nous apportaient le mal à côté du bien.

Mais la classe nombreuse des fondeurs est sujette à la colique de plomb et à ses paralysies consécutives.

L'usage des vieux cidres, aigres, donne la colique végétale.

Les enfans mangent, à satiété, des pommes, même avant leur maturité; les vers s'engendrent dans un chyme de mauvaise nature, et des convulsions symptomatiques en sont la suite, pendant les premières années de l'enfance; plus tard, la présence de ces insectes dans le canal intestinal occasionne encore la chorée ou danse de St.-Guy.

Enfin, il est vrai de dire que quelques femmes lymphatiques, tombées dans la cachexie pituiteuse, ou des vieillards exposés à l'intempérie des saisons, doivent à l'humidité froide de l'atmosphère des névralgies fréquentes de la face, de l'ouïe, ou des sciatiques.

Nos ouvriers fondeurs voyagent tous; ils font leurs maladies çà et là, et ne nous offrent guères à traiter que les accidens secondaires. Pendant

vingt ans, je n'ai rencontré que cinq coliques
métalliques, traitées avec succès, suivant la méthode de la charité, modifiée en raison de la
nature des symptômes et de la force des sujets.

La Colique végétale réclame plus souvent les soins du médecin. Elle présente les
mêmes symptômes que la colique saturnine, ré-
traction du bas-ventre et surtout de l'ombilic,
pression de l'abdomen sans douleur, constipation
opiniâtre, tranchées, sentiment de constriction,
nausées, vomissemens muqueux et verdâtres,
intermittence de ces accidens pendant plusieurs
heures, pouls serré et dur, yeux tristes, face
plombée.

L'identité des accidens a fait insister la plupart des auteurs sur une identité de cause. L'un
l'a vue dans les divers oxides de plomb propres
à dulcifier la liqueur ; l'autre dans la décomposition du métal par l'acide malique, sur des
cercles de plomb, dans l'intérieur des tonneaux,
ou sur des plaques qui tapisseraient les cuves ;
enfin le séjour d'un cidre aigre dans un pot
d'étain a paru suffisant, à quelques pathologis-
tes, pour produire la maladie.

De toutes ces causes imaginaires, la dernière
seule pourrait être proposée dans l'arrondissement de Vire ; encore doit-elle être récusée,
puisque le voisinage d'une poterie, non vernis-

sée , met le laboureur dans le cas de préférer ces vases de terre , qu'il obtient à bas prix , à ceux d'étain.

C'est donc dans le cidre lui-même , passé à l'aigre , qu'il faut chercher l'étiologie de la maladie , favorisée par quelques circonstances accessoires , qui déterminent la variété des phénomènes , et surtout qui établissent une colique végétale aiguë et une autre chronique.

Le nommé LE VIVIER , de la commune de Clinchamps , âgé de vingt-trois ans , tempérament sanguin et fort , était occupé à faucher. Étant baigné de sueur , il but largement , pendant la matinée , à plusieurs reprises , un mauvais petit cidre , aigre. Vers midi , des coliques atroces l'obligent de cesser le travail ; le soir on réclame les soins de M. Josset , officier de santé , aussi judicieux praticien , qu'il est modeste.

L'âge du malade et la violence des accidens , déterminent à faire une saignée et à conseiller les lavemens et les fomentations émollientes , plus , une boisson délayante. Le deuxième jour la saignée fut répétée , et le malade est mis au bain tiède. Le troisième , on continua les bains , et on essaya , de nouveau , les lavemens , sans succès. Le 4 , je fus appelé.

La constipation durait depuis l'invasion de la

maladie ; les parois de l'abdomen étaient collées
sur la colonne vertébrale ; le toucher n'était pas
douloureux ; les vomissemens étaient rares et
verdâtres ; les coliques revenaient par crise, et
étaient violentes ; le pouls battait petit et serré ;
les urines avaient coulé dans le bain.

Si les signes commémoratifs, si quelques-uns
des symptômes annonçaient un ILÉUS, l'absence
des vomissemens stercoraux, le mouvement péristaltique des intestins non interverti, le ventre
insensible au tact, et plus encore le *facies pro-
pria* du malade, caractérisaient la colique végétale aiguë.

La médication sage, employée jusqu'alors,
me parut avoir convenablement disposé au traitement usité pour la colique de plomb, et j'en
réglai l'administration comme il suit :

Dès le soir, *lavement purgatif des peintres,*
sans addition *de vin émétique.* Nous obtînmes
une première évacuation de matières dures et
semblables à des balles.

Le 5ᵉ. jour, *trois verres d'apozème purgatif,
sudorifique* (Quatre évacuations verdâtres.)

Le soir, *lavement anodin ;* (soulagement
marqué).

Le 6ᵉ. jour, *tisanne sudorifique légèrement
laxative et lavement simple le soir.* (Trois
évacuations).

Le 7, *même traitement :* (guérison prononcée). L'abandon prématuré des purgatifs ramena la constipation et les coliques, le 10. Trois verres d'apozème purgatif rétablirent encore le calme ; enfin l'usage, d'une tisanne laxative et des lavemens, continué pendant huit à dix jours, prémunit le malade contre toute rechute.

Le nommé Pierre HARDY, de la commune de Gouvest, âgé de 50 ans environ, robuste, mais grand buveur de cidre, et courant, jour et nuit, les foires, pour son commerce de bestiaux, était sujet, depuis deux ans, à la pyrosis. La continuation des erreurs de régime amena la colique végétale avec tous ses symptômes. A plusieurs guérisons succédèrent diverses rechutes ; enfin la maladie devint chronique, et cet homme, habituellement constipé, passait rarement un jour sans vomir, et sans éprouver des coliques atroces.

Une légère dissolution d'opium en lavement, l'usage de la magnésie, des bols savoneux et la diète lactée avaient réussi à calmer les douleurs; HARDY fut même rendu à ses travaux ; mais le retour aux abus réveilla les accidens, et ce malheureux périt subitement d'une hématémèse.

A ces exemples je pourrais joindre celui d'une

famille, qui, dans une année d'extrême disette, buvait du cidre et très-vieux et très-aigre. La liqueur n'avait point été sophistiquée, et jamais elle n'était servie dans des vases d'étain. Trois individus furent atteints de la colique végétale ; deux jeunes et forts guérirent promptement ; une femme plus âgée et faible, ne fut complettement débarrassée qu'au bout de dix-huit mois, et après des douleurs atroces, qui mirent, souvent, sa vie en danger.

Je puis donc répéter que le cidre est la cause matérielle et locale de la colique végétale ; son acide trop développé, dessèche la muqueuse intestinale et agace les filets nerveux qui s'y distribuent ; l'intestin se racornit, se resserre par le même mécanisme que dans la colique saturnine ; les phénomènes maladifs se ressemblent, et leur résultat est souvent identique, comme leur cause prochaine.

Moins brusque, à son invasion, LA COLIQUE VÉGÉTALE est plus souvent et plus long-temps précédée par les diverses névroses de l'estomac, par la constipation, et par des tranchées passagères et peu intenses. Rarement sa marche est aussi rapide que chez le premier malade, où il y avait, évidemment, complication d'un refoulement subit de la transpiration sur le canal intestinal. Presque toujours, elle passe à l'état chronique et dure des mois, des années, avec des intermittences plus ou moins longues.

L'observance d'un régime sévère la guérit; l'abus, la faiblesse individuelle amènent le marasme ou des hématémèses funestes.

Dans son état aigu, j'ai toujours préféré, en commençant, les saignées générales et locales, les bains tièdes, et souvent les lavemens opiacés, au traitement purement drastique. Les purgatifs et les lavemens âcres ont même, toujours, été bannis des moyens ultérieurs, que je réglais, à-peu-près, comme chez le malade de Clinchamps.

La colique végétale et la gastrite, chroniques, reconnaissent mêmes causes, même tissu affecté, et mêmes phénomènes maladifs; aussi la médication, que j'ai proposée pour la dernière, a-t-elle toujours fait cesser, ou au moins diminuer les accidens de la première.

La passion iliaque simule, souvent, la maladie que je viens de décrire; quoiqu'elle ne soit pas endémique, j'en citerai un exemple pour terme de comparaison. Je l'ai choisi parmi plusieurs, parce que j'errai dans le diagnostic, et parce que la nature fit seule les frais de la guérison.

OBSERVATION.

Mm͏ᵉ. ****, âgée de soixante-six ans, d'un tempérament sanguin dans l'origine, chargée d'embonpoint, mangeait beaucoup et menait une vie très-sedentaire.

Ses indispositions habituelles étaient, l'anhélation, la dyspepsie, et des envies fréquentes de vomir.

Depuis un an, à la suite d'un effort fait en toussant, on sentait une petite tumeur herniaire à l'ombilic, au-dessous de son arc supérieur; une ventrière seulement, put être adaptée à l'énormité du ventre.

Dans les premiers jours de juillet 1803, anorexie; refus de tout purgatif, à cause de l'idiosyncrasie de l'estomac qui les rejette; appétit sollicité par des alimens lourds et indigestes. Enfin, le 30 juillet au matin, à l'instant d'une évacuation alvine, colique vive, envie de vomir.

Les premiers soupçons tombèrent sur la hernie; l'examen de la partie les détruisit. On les reporta sur l'embarras gastrique et cette opinion semblait justifiée et par les symptômes antécédens, et par la constitution médicale régnante.

A onze heures, deux vomissemens spontanés, mais pénibles. On donne, pour les faciliter, *un*

*grain et demi de tartrite antimonié de po-
tasse dans un verre d'eau tiède.*

Vomissemens mucoso-bilieux, agitation extrême, sueurs abondantes, coliques vives.

(*Lavemens répétés* :) le premier seul ramène des matières stercorales ; pouls vif et serré ,
envie perpétuelle de vomir, et rejet des boissons, des calmans, de l'opium, etc.

Le 2ᵉ. jour, mêmes accidens ; lavemens inutiles ; coliques moindres ; nouvel examen de
l'ombilic ; point de hernie ; mais la flaccidité
du ventre permit de palper une tumeur squirreuse, grosse, mobile et pourtant adhérente, par
quelques points, vers l'ombilic, insensible au
toucher, et dont le mouvement provoquait l'envie de vomir.

Le 5, les matières vomies ont déjà une odeur
fétide ; le 4, elles sont stercorales et la malade
ne veut plus que gargariser, d'instant en instant, sa bouche, avec du cidre le plus fort et le
plus spiritueux qu'on pût trouver.

Les jours suivans, perte des forces, défaillance, vomissemens plus rares et excrémenti-
tiels.

Le 10, anéantissement total ; état désespéré ;
préparation à la mort ; facultés intellectuelles
conservées ; vomissemens cessés ; déglutition, par
complaisance, d'une cuillerée de ce gros cidre fa-
vori.

vori. Elle n'est point revomie ; on en tente une seconde ; elle passe , et on continue , d'heure en heure, pendant la nuit.

Le 11 , apparence de réveil ; expression de gratitude sur la figure de la malade ; usage continué du cidre dans lequel on exprime du pain.

Retour insensible à la vie ; abandon du régime à l'idiosyncrasie de la malade , qui, pendant plusieurs jours , suça seulement du pain imbibé de la liqueur choisie par instinct.

Enfin , rétablissement spontané d'un ILÉUS , dont le lecteur ignore encore la cause.

Trois mois après, une nouvelle anorexie fut suivie d'un accès de goutte , bien caractérisé , au genou droit. Il se porta brusquement au cerveau , et donna un délire, qui céda à l'application prompte d'un sinapisme sur la partie primitivement affectée.

Vingt métastases , tantôt sur l'organe encéphalique, tantôt sur les intestins, ou sur la vessie, éprouvées par la malade , pendant douze ans , sa mort, enfin , due à une passion iliaque semblable à la première , ne laissent aucun doute sur la cause des accidens terribles de 1803.

Je les attribuai faussement à la constitution bilieuse régnante ; ils furent augmentés par le vomitif ; et ils dépendaient d'une anomalie gout-

reuse, qu'on ne pouvait raisonnablement soupçonner, quoique depuis long-temps, la malade,
qui ressentait une douleur habituelle dans un
pouce de la main, en fit une plaisanterie.

Les accidens consécutifs de l'ILÉUS ne l'assi-
milent pas moins aux coliques de plomb, que
quelques-uns de ses symptômes.

Mm°. ***, âgée de vingt-cinq ans, d'un tempérament lymphatique, nerveux, mange, pendant la convalescence d'une fièvre intermittente
d'automne, une soupe pesante, destinée à des
hommes de travail : à une indigestion affreuse
succéda l'iléus, et à celui-ci, la paralysie des
extrémités supérieures et inférieures.

TIRARD, perruquier, âgé de quarante-cinq
ans, sujet éminemment lymphatique, crachait,
tous les matins, une grande quantité de mucus
visqueux. Un iléus des plus violens, et qui per-
sista pendant trente-cinq jours, remplaça l'évacuation habituelle, et le malade fut également
paralysé de toutes les extrémités.

On donne, pour théorie de ces paralysies,
la sympathie des nerfs intestinaux avec ceux des
extrémités, et le célèbre Barthez l'explique, en
disant, que la chute des forces toniques, dans

les portions d'intestins affaiblies, produit une langueur sympathique dans les extrémités. (1)

Pourquoi cette sympathie se manifeste-t-elle plutôt par des mouvemens convulsifs, lorsque la présence des vers dans le tube intestinal en est la cause? Pourquoi encore les convulsions sont-elles plus souvent générales dans le premier âge, et bornées à un côté du corps dans la seconde enfance, comme on l'observe dans la chorée vermineuse?

Pour résoudre la première question, on peut dire que, dans la colique soit saturnine, soit végétale, le liquide, qui sert de véhicule à la matière malfaisante, occupe une plus grande surface de l'intestin; qu'il y séjourne plus constamment, et doit y produire un effet plus délétère, que le suçoir du vers, errant çà et là, et attaquant tantôt l'un, tantôt l'autre filet nerveux de la membrane intestinale en rapport avec tel ou tel nerf des extrémités.

La seconde demande me paraît insoluble; à moins qu'on ne veuille admettre, pour raison, la plus grande mobilité nerveuse dans l'enfant récemment né.

Je n'ai pas assez de faits de pratique, pour

---

(1) Nouveaux Elémens de la science de l'homme. Tome 2, page 22.

établir une comparaison entre le pronostic de ces diverses paralysies.

Celle des extrémités supérieures seules, m'a paru plus fréquente après la colique de plomb, et souvent elle est rebelle.

L'hématémèse, la phthisie mésentérique, le marasme, suivent plutôt la colique végétale ; jamais elle ne m'a offert une paralysie succédanée.

Après l'iléus, je n'ai vu que les deux exemples de paralysie que j'ai rapportés, et les malades ont guéri.

Le traitement doit atteindre la maladie dans son siége primitif. Il faut anéantir le reste du spasme, entretenir surtout la liberté du ventre, et fortifier le tube intestinal ; mais jamais, peut-être, le médecin n'a dû être plus attentif à consulter l'idiosyncrasie de son malade, que dans ces névroses.

TIRARD n'a dû la guérison lente de sa paralysie, qu'à l'extrait aqueux d'opium, et surtout aux bols savoneux et aloétiques, que rien ne pouvait remplacer pour obtenir des évacuations alvines ; l'autre malade prenait le soir des doses légères de quinquina et de rhubarbe, et trois fois, par semaine, une demi-once de sulfate de magnésie.

DES VERS.

Les maladies vermineuses sont aussi fréquentes, que leur cause est commune. Déjà nous avons vu cette complication aggraver la plupart des fièvres muqueuses; plus souvent encore, les enfans lymphatico-nerveux doivent à l'agacement des membranes intestinales, par les vers lombricaux, des convulsions sympathiques.

Les yeux caves et cernés, la démangeaison des ailes du nez, une petite toux, sèche et sans expectoration, pendant la nuit, précèdent ordinairement d'autres symptômes plus graves, parmi lesquels, on remarque, surtout, les coliques, un vomissement opiniâtre, quelquefois un véritable iléus, tantôt une dysurie, enfin une amaurose, etc.

Les moyens préservatifs, comme les toniques et l'abstinence des fruits, sont nuls, et impraticables dans la basse classe du peuple, au milieu des occasions répétées, qui s'offrent à l'enfant, de satisfaire ses goûts.

Les lavemens de lait tiède, les purgatifs avec le séné, le semen-contra et la mousse de corse, sont les remèdes, dont l'expérience m'a confirmé l'efficacité par excellence. Dans les cas d'iléus, l'usage d'une portion aromatique, éthérée et vermifuge, continuée avec persévérance, quoique revomie, a souvent chassé, par sa seule odeur, l'insecte de l'estomac, et le mouvement péristaltique des intestins rétabli a permis

l'emploi du purgatif, qui était rejeté aupa-
ravant.

Le prurit insupportable, que les ascarides
vermiculaires occasionnent autour de l'anus des
enfans, est adouci à l'aide d'un corps gras introduit comme suppositoire, et on en débarrasse
les malades avec les lavemens d'assa-fœtida ou
avec les injections d'eau fortement salée.

De la Chorée ou Danse de St-Guy.

Dans tous les temps, les praticiens observateurs ont indiqué une analogie entre la chorée,
et la paralysie. Le fait suivant ne fera que con-
firmer la vérité de cette assertion.

Tinard, de la commune de la Graverie,
avait le tissu musculaire peu prononcé ; mais
en revanche, il jouissait d'une grande susceptibilité nerveuse et d'une vivacité rare : à l'âge de
treize ans, il est atteint de la danse de St-Guy.
L'irrégularité et la promptitude des contractions
musculaires du côté gauche étaient telles, que
l'enfant devait garder le lit, et que, lorsqu'il
échappait à la surveillance, il parvenait à l'au
tre bout de l'appartement avec la rapidité de
l'éclair, et en faisant la roue, plutôt, qu'en
marchant.

Une de ses sœurs, âgée de quinze ans, d'un
tempérament lymphatique - nerveux, et d'une

grande fraîcheur, n'était point encore menstruée. Elle éprouve, à un degré infiniment moindre, la même affection que son frère. Celui-ci guérit; la sœur éprouva une paralysie succédanée, compliquée d'idiotisme, qui, après longues années, n'a fini qu'avec la vie.

Si la pratique ne m'a pas offert une identité aussi frappante entre la chorée et les autres névroses, je n'ai pu méconnaître leur rapprochement, quand j'ai vu dans les mêmes familles, une sœur attaquée de chorée et l'autre de manie; chez celui-ci la danse de St-Guy, et, quelques années plus tard, l'épilepsie; chez celle-là, les convulsions dans le premier âge, la chorée au début de l'adolescence, et la paralysie chez sa mère, dès l'âge mur.

La grande susceptibilité du système sensitif, presque toujours en raison de la faiblesse des forces radicales, est donc la cause première, et la plus commune de toutes les névroses, dont le siège forme seul la nuance différentielle. (1)

La chorée a pour caractères distinctifs, les mouvemens irréguliers et involontaires d'une moitié verticale du corps, le plus souvent la gauche; quelquefois une seule extrémité est

_____

(1) Barthez, nouveaux Elémens de la science de l'homme, page 254, tome 2.

agitée, là le bras, ici la jambe. J'ai vu les contractions musculaires s'étendre au col, à la face.
Dans l'intervalle des saccades convulsives, la
jambe est trainante et la paume de la main
tournée en arrière. Le malade, timide, détourne
le visage ou offre un rire niais. Souvent la faiblesse, l'anorexie, les coliques, l'excrétion involontaire des urines compliquent la maladie.
Elle attaque, de préférence, le sexe féminin.

Les auteurs distinguent la chorée en essentielle et en secondaire. C'est sous ce dernier
rapport, seulement, que je la range dans les
endémies de mon pays; les vers y constituent,
presque toujours, la maladie primitive. L'abus
excessif des pommes engendre l'insecte; il s'a-
limente et pullule aux dépens du chyme nour-
ricier de l'enfant; celui-ci s'affaiblit; le système
musculaire devient pauvre; les vers agacent la
muqueuse intestinale, et la convulsion sympathique des nerfs des extrémités s'établit.

En admettant cette série de phénomènes étiologiques, on ne peut nier, toutefois, que leur
développement soit favorisé par une susceptibilité, nerveuse, héréditaire, et prédisposante.

Dans le traitement, j'ai donc dû commencer
par détruire la cause occasionnelle, et ne m'occuper, que secondairement, de l'idiosyncrasie
du sujet.

Les purgatifs vermifuges seuls, ont, souvent guéri, et toujours ils ont été salutaires. Le quinquina, la racine de valériane sauvage en poudre, que je donnais dans le vin, trois fois par jour, m'ont servi de moyens fortifians et prophylactiques. Je les aidais par des frictions toniques sur la colonne épinière. Enfin, lorsque la saison l'a permis, ou lorsque la maladie s'est prolongée jusqu'aux chaleurs, l'immersion d'abord, puis le séjour dans un bain de rivière, m'ont constamment réussi.

Dans un cas de débilité excessive, la fille d'un négociant ne dut sa guérison, qu'à l'usage d'une décoction de quinquina coupée avec le lait, et au bain froid, dont les forces de la malade réglaient la durée.

Cette thérapeutique est basée sur l'atonie, qui toujours m'a paru être le symptôme essentiel de la chorée; elle n'a souffert d'exception que dans un petit nombre de cas, où l'aménorrhée, que je regardais plutôt comme effet que comme cause, exigeait pourtant l'application de quelques sangsues à la vulve; encore ne comptais-je que sur leur vertu stimulante, et jamais je n'ai rencontré une circonstance, dans laquelle, la saignée, suivant l'avis de Sydenham et autres auteurs, fût raisonnablement indiquée.

Système Osseux.

La même souche morbifère, qui a donné naissance au scrophule, produit diverses lésions osseuses.

Leur apparition tardive, après la maladie essentielle, ne m'empêchera pas de les considérer comme symptômes consécutifs.

En effet, dans les os tout s'opère avec lenteur; l'embarras, que la circulation éprouve au milieu des sels calcaires et durs qui remplissent leur tissu et lui donnent la solidité, retarde le développement des phénomènes maladifs, de même que les progrès de la guérison.

L'exostose, la carie et la nécrose sont aux os, ce que le phlegmon, l'ulcère et la gangrène sont aux parties molles.

Ces maladies trop nombreuses dans le Bocage, y reconnaissent, presque toujours, pour cause, la diathèse scrophuleuse, le rhumatisme, (1) ou la délitescence des éruptions rouges.

Cette dernière donne, plus souvent, lieu aux nécroses du corps des os longs; le scrophule, aux caries des os courts ou à l'extrémité spon-

_____

(1) Le rhumatisme, chez les jeunes gens, est, presque toujours dû à l'abus de la pêche, très-fréquente dans les ruisseaux nombreux du Bocage.

gieuse des os du métatarse, du métacarpe ou
des doigts; le rhumatisme, aux caries vermoulues des grandes extrémités articulaires et du
corps spongieux des vertèbres.

Ces affections diverses réclament le traitement interne adopté pour la maladie essentielle,
et l'usage plus soutenu des toniques, aidés d'un
régime analeptique. La chirurgie doit être expectante. Dans la nécrose, comme dans la gangrène, son devoir est de faciliter au système
vasculaire, par des applications chaudes et humides, la perméabilité des tissus qui environ-
nent la partie morte, afin de hâter sa séparation. On extrait le séquestre, lorsqu'il se détache, au moyen d'incisions dans les parties mòlles,
s'il est externe; enfin on lui fait jour, au travers de l'os régénéré, avec la gouge et le maillet,
s'il est tombé dans le canal osseux.

La carie exige, encore, une patience plus
inerte. Dans ce cas, je n'ai jamais amputé, et
presque toujours la nature, convenablement secourue, a guéri avec l'âge. Notamment, il y a
deux ans,

Un nommé LE BONNOIS, âgé de 18 ans, de la
commune de St-Jean-Leblanc, devait à la diathèse rhumatismale, un gonflement énorme de l'articulation tibio-fémorale; diverses fistules traver-

saient ces tissus spongieux et fournissaient une suppuration ichoreuse, abondante.

L'amputation semblait urgente : j'en éloignai l'idée. Le mauvais traitement suivi jusqu'alors et la force du jeune homme me rassurèrent.

Je modérai les douleurs avec des cataplasmes arrosés d'une dissolution d'opium ; les amers , les toniques, un régime fortifiant , le vin ne furent point épargnés ; la nutrition se rétablit; l'embonpoint revint ; le gonflement diminua ; les fistules ont presque cessé de couler ; le malade conserve son membre et marche.

Le plus souvent, l'exostose dégénère en carie et n'exige que le traitement décrit. Une circonstance particulière me fit adopter un autre mode curatif, et j'ai eu à me louer du succès.

Le nommé COURSIÈRE, de la commune de Burcy, avait éprouvé, à l'âge de onze ans, une rougeole, et à sa suite, douleur, puis tuméfaction du tibia droit vers son tiers supérieur. Nonobstant les moyens convenables , le gonflement osseux avait augmenté ; une ou deux fistules s'étaient ouvertes de l'intérieur à l'extérieur, et donnaient une suppuration séreuse peu abondante. En attendant la séparation de la lame interne de l'os, que je supposais détachée de la membrane médullaire et privée de nourriture, je soutenais les forces avec les amers, et je faisais appliquer, pendant la nuit, des cataplasmes sur la partie malade, qu'une simple feuille végétale recouvrait pendant le jour. Le jeune homme croissait. La fistule se cicatrisait dans un temps, pour s'ouvrir de nouveau dans l'autre. Je promettais guérison, lorsque le séquestre serait détaché et pourrait être extrait.

J'avais perdu de vue le malade ; en avril 1815, il avait vingt-quatre ans ; il était fort et robuste. L'exostose présentait toujours le même volume ; une seule ouverture y existait, et pénétrait à la profondeur de plus d'un pouce dans le canal osseux. La sérosité, qui s'écoulait n'était point fétide ; on ne sentait aucune nécrose ; COURSIÈRE ne souffrait point ; mais il voulait guérir.

Je soupçonnai qu'une légère portion d'os carié avait pu, à la longue, être entraînée par la suppuration. La fistule me parut alors être la seule maladie. Avec la gouge et le maillet je fis péniblement, au travers de cette exostose éburnée, une plaie simple. J'y compris le trou fistuleux, dans tout son trajet jusqu'au canal de l'os. La charpie sèche et un cataplasme émollient, composèrent le pansement ; les douleurs furent médiocres ; aucun accident n'eut lieu ; des bourgeons rougeâtres s'élevèrent de toutes les surfaces entamées ; une cicatrice solide s'opéra du fond à la circonférence, et le malade était guéri au bout de six semaines.

Huit mois après, un phlegmon parut au côté externe et supérieur de la cuisse du côté opposé ; l'inflammation avorta, et un abcès froid en fut la suite : je l'ouvris promptement ; mais le décollement de la peau était considérable, et je jugeai convenable d'y pousser une injection d'alkool caustique. L'adhérence se fit ; la guérison fut parfaite, et Coursière jouit d'une santé entière.

Le voisinage des cavités splanchniques et de la moëlle épinière augmente la gravité des caries, au corps des vertèbres.

Cette affection, connue sous le nom de MAL VERTÉBRAL DE POTT, est encore un symptôme de scrophule ou de rhumatisme, que j'ai frequemment rencontré dans ma pratique.

Phenomènes maladifs. Digestion viciée, nutrition arrêtée, amaigrissement ; douleur ancienne, sourde et peu forte dans une partie voisine de la colonne épinière ; affaiblissement progressif des extrémités inférieures, à la fin leur paralysie ; quelquefois courbure de la colonne en avant et saillie prononcée de quelques apophyses épineuses, en arrière ; dépôt par congestion

assez fréquent, aux lombes ou au bas de la
région dorsale, d'autres fois aux aînes, ou vers
l'articulation iléo-fémorale.

Ces dépôts sont indolents et susceptibles de
reflux par la pression ; qu'ils s'ouvrent naturellement, ou que l'art donne issue au pus, il est
séreux, blanchâtre, ressemblant à du petit lait mal
clarifié, rempli de flocons albumineux, et d'une
odeur fade qui lui est particulière.

La fièvre hectique, l'insomnie, l'anorexie sur-
viennent; puis l'œdême des pieds, l'infiltration
cellulaire des extrémités inférieures, une anasarque générale, la dysurie, une diarrhée colliquative et la mort.

Cette maladie attaque l'enfance, l'adolescence
et l'âge mûr.

La cause, l'âge et les symptômes apportent
une différence essentielle dans le pronostic.

Scrophuleux, le mal est presque toujours
mortel ; rhumatismal, il est souvent curable,
parce qu'il est accidentel, et que la constitution est moins viciée.

La première espèce attaque l'enfant et l'adolescent ; la seconde est propre à ce dernier âge
et à l'âge de virilité.

Pendant les premières années de la vie, la
roueure, la paralysie des extrémités inférieures,

et une courbure de la colonne épinière, forment
la série apparente des symptômes.

L'application hâtive des moxas ou des cautères, auprès de la saillie vertébrale, est un moyen
héroïque qui, joint à l'usage des amers, des
anti-scorbutiques, peut sauver la vie : autrement
l'enfant s'élève rachitique, ou plutôt périt atrophié.

Dans les âges plus avancés, le danger est en
raison de la courbure de la colonne. En effet,
ce phénomène ne tient plus, comme dans l'enfance, au ramollissement de la partie spongieuse;
il est alors dû à la carie du corps d'une ou de
plusieurs vertèbres. La perte de substance a produit et leur affaissement antérieur et la bosse
postérieure; or on conçoit que ce grand délabrement doit entraîner plutôt la perte du sujet.

Les dépôts par congestion, qu'on observe aux
régions dorsale et lombaire, sont moins promptement funestes, que ceux des aînes; ils gué-
rissent souvent.

Leur origine au-devant du corps de la vertè-
bre malade, et sous l'appareil ligamenteux antérieur, peut être commune. Le pus descend,
dans le premier cas, par un trajet sinueux, au
travers du tissu cellulaire et des interstices musculaires, de dedans en dehors; dans le second
cas, la sérosité coule plus rapidement entre le
péritoine

péritoine et les muscles psoas et iliaque, jusqu'à
l'os des îles.

Cette tortuosité des sinus, dans les dépôts
lombaires, s'oppose-t-elle, après l'ouverture, au
passage de l'air jusqu'au foyer, plus efficacement, que la direction droite du trajet inguinal? Sans rejetter cette raison, je pense qu'il
existe des dépôts par congestion aux lombes,
dont le foyer principal n'est point à l'intérieur,
et que leur danger moindre doit être attribué,
surtout, à cette circonstance.

Dans les diverses périodes de cette affection
longue et désastreuse, le traitement doit être
tonique. Le quinquina, sous toutes les formes,
et surtout en décoction coupée avec le lait,
est avantageux.

Dans le début, rien ne peut remplacer les
moxas, les cautères sur les parties latérales de
la colonne; plus tard, ils sont inutiles.

Doit-on ouvrir ces dépôts par congestion? Il
est certain que leur ouverture, chez les sujets
scrophuleux, soit qu'on se serve de la potasse
caustique ou du trois-quart, développe la fièvre
lente et accélère une mort inévitable. Mais lorsqu'un sujet est suffisamment fort, lorsque rien
ne dénote le vice écrouelleux, que le genre
de vie antérieur permet de rapporter la maladie
à une délitescence rhumatismale, il est urgent

20

de donner issue à la sérosité accumulée. Son séjour sous la peau qui cède difficilement, fait refluer le pus jusqu'à la source; il détermine des sinus nouveaux et souvent la résorption. Les forces s'épuisent, et la nature ou l'art ouvrent le foyer dans un moment, où le malade ne peut plus suffire à la réaction fébrile qui, plutôt, eût été conservatrice.

Un jeune officier, de constitution scrophuleuse, n'avait encore éprouvé à vingt et un an aucun symptôme de cette triste hérédité; les fatigues d'une campagne favorisent son développement; des douleurs vagues et profondes, vers la région dorsale, furent promptement suivies d'une débilité affreuse dans les jambes.

A raison de l'âge et de la physionomie du sujet, je crus voir la cause du mal dans les excès vénériens. Une régime fortifiant, des soins de famille, l'application d'un moxa au dos, le sirop anti-scorbutique et la décoction de quinquina coupée avec le lait, parurent, un moment, rétablir les forces. Nonobstant l'apparence, le vice écrouelleux exerçait ses ravages sur la colonne épinière; une courbure se manifesta aux dernières apophyses dorsales; les jambes se paralysèrent; la série des phénomènes maladifs alla croissant; le dépôt lombaire fut tardif; son

ouverture, nécessitée et par son volume et par
la gêne qu'en éprouvait un malheureux paralysé
et infiltré jusqu'à l'épigastre, constamment couché sur le dos, hâta encore l'instant fatal qui
devait terminer à vingt-quatre ans, une existence trop long-temps douloureuse.

L'année suivante, une première gestation,
chez la sœur de ce malade, éveilla la même
diathèse, et à vingt ans elle périssait d'une phthisie tuberculeuse.

En 1808, un nommé Saussay, de la commune de Coulonces, âgé de vingt-quatre ans,
d'une forte constitution, et laboureur laborieux,
issu de parens sains, me consulta pour un dépôt par congestion, à la région lombaire, sur-
venu après des douleurs dorsales, longues, mais
légères.

La santé générale était peu atteinte; la colonne épinière n'offrait point de courbure et je
ne pouvais soupçonner aucune cause des accidens, autre que le rhumatisme.

L'ouverture fut pratiquée de suite avec un bistouri étroit; le pus était séreux, et une sonde
de poitrine pouvait indéfiniment remonter le
long de la gouttière vertébrale. Je donnai quelques jours pour l'écoulement purulent; puis,
bien convaincu, qu'une plus longue suppuration

minerait les forces du malade, et qu'un aussi long trajet fistuleux, ne pouvait guérir par les seuls moyens de la nature, je résolus de l'attaquer, suivant la méthode de VOLPI, avec les injections caustiques, auxquelles je devais déjà plusieurs succès inespérés, et que je puis recommander avec confiance, aux praticiens, dans tous les vieux ulcères fistuleux que l'art ne peut atteindre avec le fer ou le feu.

Une simple injection aqueuse, tiède, me rassura sur l'introduction du liquide à l'intérieur; j'en poussai une seconde animée d'alkool, et qui fut aussi innocente que la première. Au bout de quelques jours j'injectai l'alkool, dans lequel j'avais fait dissoudre la potasse caustique; j'en répétai l'usage trois fois. La douleur et l'inflammation furent vives; mais il ne se manifesta aucun symptôme dangereux. Plus tard, une compression graduée fut exercée le long du trajet fistuleux; la position du malade dans son lit la facilitait; le récolement s'opéra, et j'obtins en six semaines, la guérison de cet homme, aujourd'hui père d'une famille nombreuse, aussi saine, qu'il est lui-même robuste.

Je pourrais multiplier l'histoire des guérisons, obtenues par le même procédé, et citer en outre, plusieurs individus qui vivent, depuis longues années, avec une suppuration, tantôt plus, tan-

tôt moins abondante, s'il était nécessaire de justifier le précepte raisonné d'ouvrir promptement,
et s'il fallait encore rassurer sur la possibilité
de guérir ces dépôts lombaires, trop légèrement
réputés incurables, ou promptement funestes.

———————

LE RACHITIS est la dernière maladie osseuse,
dont j'ai à parler. On désigne par ce mot le ramollissement des os, le gonflement de leurs extrémités spongieuses et la courbure de leur corps.

Dans la première enfance, les phénomènes se
passent sur la partie spongieuse, plus abondante
en vaisseaux lymphatiques. Le fluide qui les
parcourt, y séjourne faute d'action, et produit
ces nœuds qu'on observe, principalement au carpe
et aux extrémités sternales des côtes. Le corps
spongieux des vertèbres se ramollit, s'affaisse, et
une saillie apparaît au dos.

Pendant les années qui suivent, la courbure
des os longs s'opère, à mesure qu'on force la
progression, ou la station des enfans faibles.

L'adolescence voit naître les nombreuses dé-
viations de la colonne épinière. A cet âge, outre
l'accroissement du corps, la nature s'occupe du
développement des organes de la génération chez
l'un et l'autre sexe ; ce surcroit de travail de
l'organisme excède les forces de la fille faible et

lymphatique; sa susceptibilité nerveuse s'exalte, l'estomac, en proie aux nevroses, s'acquitte mal des fonctions digestives; la nutrition languit, et la colonne se courbe. Chez le jeune pubère, la masturbation détourne les produits nutritifs avant la consolidation de l'édifice, et la faiblesse fait de même fléchir le pivot de la charpente osseuse.

L'homme adulte, en proie à une maladie chronique et énervante, m'a souvent offert des accidens semblables. Dans les érysipèles phlegmoneux, l'épuisement, qui suit la longue suppuration, amène le ramollissement de l'os, et sa courbure naît de la même position du membre, trop long-temps prolongée. Pendant les douleurs rhumatismales, pendant les coliques hépatiques, j'ai vu divers os obéir au poids du corps, et quelquefois la colonne vertébrale rester torse.

La chimie moderne nous montre, comme cause du rachitis, la diminution du phosphate calcaire dans les os; elle nous indique sa surabondance simultanée dans les urines des rachitiques.

Y a-t-il défaut de sécrétion de ce sel, ou bien est-il dévié de sa destination naturelle?

Cette question, oiseuse en pratique, est restée indécise en pathologie, par cela même que le ramollissement des os reconnaît, en même-temps, ces deux causes. En effet, poursuivons-en la série.

Dans l'enfance, soit par vice héréditaire, soit par suite de la première dentition, les ganglions mésentériques s'engorgent, la nutrition languit, et les élémens récrémentitiels manquent.

Dans l'adolescence, la faiblesse du sujet ou ses abus trompent les efforts de la nature, déjà épuisée par des sécrétions nouvelles, et les produits de l'assimilation sont imparfaits.

Dans l'âge mûr, l'action vitale, exaltée sur un point, y consume en suppurations longues et abondantes, les principes réparateurs des autres parties de l'organisme.

Mais le phosphate calcaire, élément des os, auxquels il donne la solidité, ne peut être lui-même qu'un résultat de l'assimilation générale, et sa sécrétion diminuera comme la nutrition.

Dans ces mêmes circonstances, toutes les fonctions actives de la machine animale, la circulation, les transpirations cutanée et pulmonaire, tombent dans l'inertie. Les appareils intestinal et urinaire sont leurs suppléans passifs, chez les rachitiques; l'un laisse couler, en diarrhée colliquative, le chyme que les vaisseaux lymphatiques sont inhabiles à absorber; tandis que par l'autre sont entraînés, avec les urines abondantes, les sels terreux que la nutrition avait encore pu produire, et que la torpeur générale laissait séjourner dans l'économie.

Les causes locales, prédisposantes et occasionnelles, que j'ai assignées au scrophule, re-
trouvent ici leur place. Le scorbut ne se rencontre, presque jamais, dans l'arrondissement
de Vire; les affections vénériennes y sont rares;
donc le rachitis n'y est qu'une maladie consécutive de la diathèse écrouelleuse. Sa fréquence
parmi les habitans de la basse-ville, leur avait
valu les sarcasmes ironiques de leurs voisins. J'ai
déjà développé, plus haut, l'influence salutaire
des progrès de l'agriculture et des arts mécaniques sur la diminution de ce vice. Il perdrait
encore de son intensité climatérique, si les mères,
mieux instruites sur les intérêts de leurs enfans,
renonçaient à l'usage pernicieux de l'alaitement
artificiel, chez des nourrices sèches.

Le lait de vache souvent pur, ou coupé inégalement avec l'eau d'orge, une bouillie de sarrasin épaisse et à peine cuite, forment une nourriture, trop substantielle pour le nouveau né.
Des digestions imparfaites donnent un chyme
mal élaboré, dont une partie s'échappe en dé-
voiement séreux et grisâtre, tandis que l'autre
se transforme en un chyle épais et visqueux.
Bientôt les vaisseaux lymphatiques et leurs ganglions s'engorgent; la nutrition cesse de s'opérer, et si l'atrophie mésentérique n'enlève pas
l'enfant, il est destiné à perpétuer la race des
scrophuleux ou des rachitiques.

Les principes de traitement énoncés contre les scrophules, sont applicables à un de leurs symptômes, et me dispensent de revenir sur ce sujet.

Cependant, je ne dois pas omettre de parler de l'immersion dans l'eau froide, vantée par des auteurs respectables. Pour qu'elle soit avantageuse, on doit en régler la longueur et la répétition sur la force du sujet.

Le bain froid produit sur l'organisme animal les mêmes phénomènes apparens, qu'un accès fébrile. Mais cette fièvre artificielle aura, encore, avec l'accès produit par la nature conservatrice, un rapport tel, qu'elle ne sera salutaire que dans les mêmes circonstances, et également fatale dans les deux extrêmes. Je m'explique.

Un homme pléthorique, dont la peau et l'organe pulmonaire suffisent à peine pour exhaler, avec ses humeurs, l'excès de sa chaleur animale, vient-il, par un bain froid, à boucher brusquement les pores cutanés, les organes vitaux surchargés, et, pour ainsi dire, surpris, avant de pouvoir réagir, succomberont sous le poids de la richesse. Une apoplexie foudroyante pourra être la suite d'une imprudence qui, pendant l'acte de la digestion, aurait le même résultat, chez un sujet moins prédisposé.

Par la même raison, les accès de fièvre sont,

dans quelques circonstances, promptement funestes aux hommes d'une constitution athlétique.

Un négociant de la commune de St-Pierre-
d'Entremont, d'une grande obésité, pesant
trois cent dix-huit livres, eût infailliblement
péri, dans un accès de fièvre intermittente,
si pendant le frisson les frictions stimulantes
sur la région épigrastique, l'agacement de la
membrane pituitaire, et un sinapisme à la plante
des pieds, pendant la chaleur, l'application des
sangsues et aux tempes et au col, n'eussent réglé la distribution des forces vitales.

Supposons maintenant l'extrême opposé. On
met au bain froid un individu faible. Les contractions peu fortes du cœur et des artères, la
respiration lente et peu développée annoncent
l'insuffisance de sa chaleur.

Chez cet homme, l'eau froide absorbe une
partie de son calorique; l'autre portion reflue
avec les humeurs vers les organes intérieurs. Si
l'immersion est courte, le cœur sera stimulé par
ce surcroît de vie, et un balancement salutaire
de réaction, qu'on peut encore favoriser par des
frictions sèches, s'établira de l'intérieur à l'extérieur.

Si, au contraire, le séjour dans l'eau est prolongé au-delà des forces, le froid se communi-

quera jusqu'au foyer de la circulation ; la réaction sera nulle ou inférieure à l'action, et le
malade ne retirera du bain froid qu'un effet délétère proportionné à sa faiblesse ; de même que
le frisson, dans les fièvres, est dangereux en
raison de sa longueur, et mortel, si la réaction
manque.

———————

Je ne rangerai pas dans la classe des maladies,
mais bien dans celle des difformités osseuses,
'a mauvaise conformation des pieds, si commune dans le Bocage, qu'elle fait perdre, chaque année, au recrutement, à - peu - près un
homme sur dix.

Les pieds sont plats ; un des tarses, ou tous
les deux à la fois, sont larges, évasés, pour
ainsi-dire ; la malléole interne, saillante en dedans, rase le sol par son extrémité inférieure.

Le volume plus considérable de chacun des
os du tarse, l'applatissement des tubérosités inférieures du calcaneum, son versement en dehors, l'inclinaison de l'astragal et de l'extrémité
inférieure du tibia en dedans, tels sont les phénomènes anatomiques.

Cette structure vicieuse prive les muscles,
nerfs et vaisseaux plantaires de l'abri naturel que
devait leur offrir la voute pédieuse, elle les ex-

pose à la compression et à l'engourdissement dans la marche.

Que l'on attribue à l'hérédité les pieds plats, et à la compression des sabots mal faits les gros ganglions, qu'on observe à la partie antérieure du tarse, le long des tendons fléchisseurs du pied ; j'y consens. Mais le défaut physique que j'ai décrit, me semble remonter à une cause plus vraie, et être encore, une queue du rachitis.

Les habitans de la campagne, les pauvres, et parmi eux les plus mal sains, offrent l'image de cette difformité. Les enfans de cette classe, encore incapables de marcher, sont abandonnés debout, pendant une partie des jours, dans une espèce de charriot, qui prévient les chutes, mais qui n'empêche pas le pied, trop faible, de fléchir sous le poids du corps. Les os du tarse, spongieux et mous chez tous les enfans, noués chez plusieurs, cèdent, dans ces derniers surtout, à une pression trop précoce et trop longue ; ils prennent cette dimension en largeur, qu'ils conserveront toujours et que l'habitude d'aller souvent, nu-pieds, dès la seconde enfance, ne fait encore qu'augmenter.

LÉSIONS PHYSIQUES.

Après avoir tracé le tableau des maladies vitales et organiques, qui sont endémiques dans
l'arrondissement de Vire, pour finir mon exposition, j'indiquerai celles des lésions physiques
qui réclament, plus souvent, l'opération chi-
rurgicale.

Les Hernies méritent le premier rang. Les
déplacemens des intestins, par l'anneau inguinal, l'arcade crurale et le trou ombilical, sont
communs par-tout : ici, la constitution lymphatique, dominante en quelques endroits, les professions mécaniques de la plupart des habitans,
et les sauts répétés, que l'inégalité du terrain,
et la division des propriétés par des fossés énormes nécessitent à chaque instant, sont autant
de causes locales, qui multiplient et la formation des hernies et leur étranglement.

Pendant dix-huit ans, dans un rayon de
trois à quatre lieues, j'ai pratiqué vingt opérations de hernie, sur lesquelles mon journal m'offre les notes suivantes :

Cinq étaient crurales; quatre femmes ont été
opérées avec succès; la cinquième hernie, mé-

connue dans le principe, opérée le 9ᵉ. jour, eut une terminaison funeste pour l'homme qui en était atteint.

Une hernie ombilicale fut opérée infructueusement.

Quatorze hernies inguinales ont donné égalité de succès et d'insuccès.

Une seule était compliquée d'engouement et d'adhérence intime entre les anses d'intestins. La réduction fut impraticable et la terminaison mortelle.

Chez deux malades, seulement, les hernies furent entéro-épiploiques. L'un guérit et l'autre mourut d'anasarque, au moment où la cicatrice s'opérait. Dans ces deux cas, l'épiploon fut conservé au-dehors, les parties mortifiées furent détachées au bout de quelques jours, et la portion saine, d'abord boursouflée, s'affaisa, et fondit insensiblement, de manière à ne retarder nullement, la cicatrice.

Le nommé St-Martin, de la commune de Pierres, fut opéré avec succès à l'âge de soixante-onze ans, d'une hernie cœcale, étranglée depuis vingt-quatre heures. Quoique l'anneau eût été débridé en deux endroits, la réduction fut infiniment difficile et l'intestin légèrement excorié.

La femme HULINE, fermière de la Giletière, à Talvende, âgée de quarante-cinq ans, portait, depuis plusieurs années, à l'arcade crurale droite, une tumeur, grosse à peine, comme une noix. Elle en ignorait la nature, et était loin d'attribuer à cette cause, les coliques passagères qu'elle éprouvait. Après un effort léger, le volume augmente; la douleur est trop peu intense, pour cesser son travail de ménage. Cependant, les coliques sont plus fréquentes; mais les évacuations alvines ne sont point supprimées, et la malade reste debout pendant trois jours. Alors des nausées et quelques vomissemens firent réclamer les soins d'un officier de santé. La mollesse de la tumeur, et son évanouissement, presque total, sous la pression des doigts, firent croire à une réduction. Les accidens continuent; la tumeur reparaît; les évacuations par bas cessent.

On appele deux consultants.

La marche lente des symptômes maladifs, les selles qui avaient eu lieu pendant quelques jours, la réduction facile, mais partielle de la tumeur en imposent encore. L'incertitude persiste jusqu'au 11°. jour.

A la sollicitation du propriétaire, et assisté de mon honoré confrère, M. le Harnois, je vis la malade, auprès de laquelle je trouvai les trois médecins appelés en premier li

Après un examen attentif, je déclarai que la réduction partielle de la tumeur était due, ou à la sérosité qui se trouvait dans le sac herniaire, et qui repassait dans la capacité abdominale, ou à la rentrée d'une portion d'intestin sortie secondairement, qui avait poussé en avant la hernie primitive, et que, dans ce cas, l'étranglement était dû au collet du sac durci, rétréci et entraîné en bas. En conséquence, malgré l'iléus symptomatique, l'affaiblissement de la malade, et son aspect cadavereux, je conclus pour une opération urgente, et seule capable de sauver la vie.

J'amenai facilement, à mon opinion, les assistans, hormis l'officier de santé. Néanmoins il commença l'opération.

La tumeur inférieure, du volume d'une forte noisette, était séparée, par une bride circulaire, d'une masse plus grosse serrée contre l'arcade.

L'opérateur ne voyait ni sac, ni hernie ; c'était une hydatide, (disait-il). Je m'emparai du bistouri ; le collet intermédiaire fut incisé avec précaution ; l'intestin se développa, et les deux tumeurs n'en firent qu'une : après un léger débridement de l'arcade, on procéda à la réduction ; l'intestin n'avait pas souffert autant, que dans un étranglement aponévrotique ; un lavement

vement fut donné peu d'instants après ; il fut
suivi d'évacuations ; la malade guérit.

Louis , bon pauvre de l'hospice de Vire ,
avait, depuis sa jeunesse , une tumeur herniaire
gauche ; elle sortait de l'abdomen, non par l'anneau inguinal , mais tout près de son pilier supérieur.

L'aveugle crédulité de cet homme laborieux,
et d'une grande insensibilité physique, lui faisait porter, comme une relique, un bandage
inutile par sa position au-dessous de la hernie.
L'alongement progressif du péritoine, du tissu
cellulaire et de la peau, avait formé un simulacre de scrotum, contre nature, à côté du naturel ; il était aplati et durci par la pression
continuelle qu'exerçait la ceinture de la culot-
te, surtout dans les situations souvent courbées
du corps d'un manœuvre. Enfin ce sac original ,
de la grandeur et de l'épaisseur d'une main
forte, s'enflamme dans sa partie inférieure ; il
devient douloureux ; il abcède et donne la suppuration la plus fétide.

Le volume augmenté de la tumeur, lorsque le
malade était debout ou toussait, sa diminution
sous la pression manuelle, l'absence des accidens indicateurs d'une lésion intestinale, me
laissaient peu de doute sur la nature de cette

21

excroissancè, dont la dégénérescence exigeait
l'amputation. Néanmoins, par prudence, je sépa-
rai les deux feuillets au moyen d'une incision lon-
gitudinale, avant d'emporter circulairement, et
tout près de son origine, cette tumeur devenue
carcinomateuse dans son intérieur, jusqu'à son
collet.

La guérison fut prompte. Un bandage convenablement disposé fut ensuite adapté sur la
cicatrice, qui ne suffisait pas pour empêcher
une nouvelle hernie.

Un plus long développement sur ce genre
d'affection, siérait mal dans une topographie;
cependant je dois examiner deux questions pra-
tiques de la dernière importance.

L'opération doit-elle suivre de près les premiers accidens de l'étranglement?

La jeunesse, la force, les douleurs du malade, le volume, la dureté de la tumeur, la
violence de sa cause occasionnelle, indiquent
l'urgence. Dans ces cas, le coup-d'œil d'un praticien exercé jugera, dès le début, de l'inuti-
lité d'une médecine expectante. Le nommé St-
Martin ne fut opéré qu'au bout de vingt-quatre
heures; j'aurais fait l'opération deux heures
après l'étranglement, si j'eusse été présent.

Une bride aponévrotique, le collet du sac,
serrent-ils l'intestin?

Son inflammation et les suites sont moins à craindre ; le retard est moins funeste , mais également inutile , puisque la cause ne peut être détruite qu'avec l'instrument tranchant.

L'opération est éminemment conservatrice ; il n'y a de meurtrier que la perte du temps, les manœuvres des médicastres , des matrônes , et, j'ai honte de le dire , de certains curés, pour obtenir une réduction impraticable.

Quel est le lieu d'élection pour opérer le débridement ?

Dans la hernie inguinale , des praticiens du plus grand mérite veulent qu'on incise le pilier interne ; d'autres , aussi recommandables , débrident sur le pilier externe ; les uns directement en haut , les autres du côté opposé à celui où se trouve le cordon des vaisseaux spermatiques ; tous veulent éviter l'artère épigastrique.

Or , c'est une vérité incontestable, en anatomie , que cette artère est entraînée dans la direction du cordon des vaisseaux spermatiques ; que celui-ci est, presque toujours , placé derrière la tumeur herniaire , et se trouve au côté interne de l'anneau. Donc le précepte de DESAULT , d'inciser du côté opposé à celui où se trouve le cordon des vaisseaux spermatiques , et en conséquence , le plus souvent , vers l'angle supérieur, et externe de l'anneau inguinal, sera toujours d'une application sûre ; mais à côté de cet axiôme, que le praticien n'oublie jamais la leçon non moins importante de SCARPA : « Dans tous les cas, dit-il, une petite incision est suffisante pour faciliter la réduction des viscères ; mal à propos on se permet une entaille considérable au bord de l'anneau. »

C'est à l'aide de cette observance exacte que j'ai toujours pu, sans danger, rapprocher, à volonté, mon débridement de l'angle inférieur et interne de l'anneau, suivant la facilité que je rencontrais à l'opérer.

Dans la hernie crurale, cette timidité salutaire est encore plus impérieusement commandée, surtout chez l'homme.

Les vaisseaux spermatiques en dedans, l'artère épigastrique, et les vaisseaux cruraux en dehors rendent le danger presque égal ; néanmoins, il faut, suivant l'opinion de SABATIER, entamer, plutôt qu'inciser l'arcade, dans la direction de l'ombilic, et alors l'expérience prouve qu'il n'arrive aucun accident.

———

LE BEC DE LIÈVRE est, après les hernies, la lésion physique que j'ai rencontrée le plus souvent.

Pourquoi cette difformité est-elle plus fréquente dans un pays que dans un autre ? Pourquoi encore est-elle plutôt le partage de la classe ouvrière ?

Pour résoudre ces deux questions physiologiques, en vain on mettrait en avant l'imagination maternelle.

Cette faculté intellectuelle est plus vive dans les climats ardents ; elle est plus exercée dans la classe opulente et oisive. Eh ! si les observateurs se taisent sur la quantité respective des becs de lièvre entre les habitans du Nord et du Midi, il n'a pu échapper à aucun praticien que leur nombre, parmi les pauvres, est hors de toute proportion, même avec l'excédent de cette classe, sur celle des gens aisés.

L'expérience d'ailleurs démentirait ce système.

Une dame, tout récemment enceinte, se trouvait chez moi, lorsque j'opérais un bec de lièvre. La vue et les cris de l'enfant firent naître une impression conforme au préjugé populaire. Cette idée germa pendant la gestation, et tourmenta jusqu'au moment de la délivrance, au point que la mère n'osait regarder son enfant qu'elle croyait difforme : (Il était parfaitement organisé.)

La cause du phénomène est donc purement matérielle et mécanique. Il faut la chercher dans les agitations répétées, les pressions diverses, les

chocs continuels que l'embryon éprouve dans
l'organe utérin , et qui gênent ou dérangent son
développement régulier.

Dans le Bocage , le terrain inégal et rocailleux rend la marche de la femme enceinte moins
uniforme, plus pénible ; les sauts deviennent nécessaires à chaque pas. En tout pays , la femme
pauvre travaille pendant sa grossesse ; elle éprouve
donc des mouvemens forcés et des positions gê-
nantes, dont la richesse se garantit , avec le soin
le plus assidu (1).

J'ai opéré beaucoup de becs de lièvre , et toujours avec succès. La résection des bords a été
faite avec des ciseaux ; la réunion a été maintenue à l'aide des aiguilles, de la suture entortillée , du bandage unissant et des pelottes , suivant la méthode de *Desault ;* mais le penchant
naturel , qui m'entraînait vers la pratique de
mon premier maître , n'a pu triompher de ma
répugnance à opérer , en un temps , le bec de
lièvre double , chez les enfans. Je conviens que
cette méthode est plus expéditive , et trouve son
application dans l'âge adulte , lorsque la languette
intermédiaire est large ; mais dans l'enfance , le
bouton étroit , qui se trouve entre les fentes ,

---

(1) Le bec de lièvre est quelquefois héréditaire. A Vil-
lers-Bocage , un père et ses enfans en offrent l'exemple.

n'offre point une surface suffisante pour rafraîchir instantanément les deux lèvres; les aiguilles qui le traversent, courent risque de le déchirer ; le conseil, d'extirper ce tubercule, est également fautif, parce que la cicatrice n'est jamais aussi régulière, et qu'il peut rester un trou vers la cloison nasale.

L'idée du célèbre Louis, d'opérer en deux temps, est donc plus heureuse, et le résultat plus sûr.

En septembre 1817, on me présenta la fille *le Bœuf*, de Vassy, âgée de deux ans. Elle avait un bec de lièvre double. L'écartement des sutures de la voûte palatine, un tubercule implanté sur l'extrémité d'un des os maxillaires, les ailes du nez torses à droite, rendaient la difformité horrible, et l'opération difficultueuse. Le bord de la lèvre, du côté droit, fut rafraîchi le premier avec les ciseaux, et l'incision fut prolongée jusque dans la fosse nasale; la partie correspondante du tubercule également disposée, et ses adhérences à l'os suffisamment détruites, le rapprochement fut maintenu avec une aiguille d'or, la suture entortillée et le bandage de Desault. Le 5e. jour, j'ôtai l'aiguille; le 8e., tout appareil fut supprimé. La coaptation des parties était d'une régularité qui surpassait l'espérance. J'accordai une semaine, seulement, au repos de l'enfant , qui avait besoin de sommeil et de nourriture. La cicatrice s'affermit ; et de suite je fis l'opération du côté opposé. Le procédé fut le même ; il fut couronné d'un succès aussi prompt et aussi marqué.

J'ai revu, au bout d'un an , cet enfant. Une lèvre , régulièrement continue, cache à l'œil la difformité interne , qui diminuera avec l'âge , par le rapprochement des os maxillaires et palatins ; la torsion du nez est moindre ; et cette figure , naguères affreuse , n'a plus rien de repoussant.

SOLUTIONS DE CONTINUITÉ ET DE CONTIGUITÉ.

Les causes locales de la fréquence des hernies et des becs de lièvre (l'inégalité du sol , les sauts répétés qu'exigent les clôtures multipliées , les positions difficiles et brusquement variées de l'artisan ,) occasionnent souvent des lésions accidentelles.

La nature et la violence de la cause, la direction d'un membre ou d'un muscle pendant l'effort , le saut ou la chute , la force relative d'un système de l'organisme, dans sa totalité , ou partiellement , différencient la lésion. Là, la tête de l'os quitte sa cavité articulaire ; ici, un muscle qui a brisé ou distendu sa gaine , est retenu dans une direction contre nature , par un muscle voisin , ou par une éminence osseuse ; dans un autre cas , une chute violente ou faite à faux produira la fracture de l'os , tandis que chez celui-ci une contraction forcée , subite , commandée par l'impérieuse nécessité , opérera la rupture du muscle ou d'un de ses faisceaux.

Ce dernier accident s'est plusieurs fois offert dans ma pratique. Presque toujours il était arrivé , après des efforts brusques pour franchir des fossés , à des sujets habituellement sédentaires , se livrant , par distraction et rarement , à l'exercice de la chasse. C'est ainsi qu'un juge de paix éprouva une douleur sourde dans le mollet , puis une infiltration sanguinolente dans le tissu cutané de toute la jambe , avec gonflement , et difficulté dans la progression.

Les symptômes , le point douloureux me firent présumer que quelques fibres des muscles jumeaux , avaient été rompues. Des fomentations froides , et l'application d'un bandage roulé depuis le pied jusqu'au genou , remédièrent à cet accident.

Un professeur dut à la même cause la rupture partielle du tendon d'Achille , que je guéris à l'aide de l'extension forcée du pied sur la jambe.

La division de ce tendon , par un instrument

tranchant, exigea, chez un autre malade, un traitement plus long.

Un domestique rôdeur reçut, nuitamment, d'un mari peu civil, un coup de faucillon, qui divisa le tendon d'Achille, la malléole externe, et toutes les parties molles jusqu'à l'articulation tibio-tarsienne. Ce malheureux, déposé sur la terre, à la porte de la maison, dans un temps de forte gelée, dut à la faiblesse et au froid excessif, la cessation de l'hémorragie; elle se renouvela lorsque le malfaiteur, mu par la pitié, ou plutôt par la peur, eut reporté le blessé, sur son dos, jusqu'à un demi-quart de lieue, chez ses maîtres. Un mouchoir, fortement lié autour des malléoles, s'opposa de nouveau à l'écoulement du sang, que fournissaient et l'artère tibiale postérieure et quelques rameaux de la péronière.

Un officier de santé appelé, dans la matinée, s'avisa de faire deux ou trois sutures, d'appliquer de la charpie arrosée d'un baume prétendu infaillible, et d'exercer une forte compression; mais enfin, il plaça le pied dans l'extension.

Une annonce imprudente d'amputation fut cause qu'on réclama mes soins, le 4e. jour. Je levai tout l'appareil, et je supprimai des sutures, au moins inutiles. La plaie mal nettoyée dans le principe, quelques caillots interposés entre

les lambeaux avaient rendu la réunion, par première intention, impossible ; il était trop tard
pour l'espérer ; il n'y avait point d'hémorragie ;
les dangers du nettoiement qui pouvait la renou-
veler, les douleurs, la difficulté des ligatures,
qu'il eût fallu faire sans aide intelligent, me firent
préférer la perspective d'une suppuration plus
longue.

La charpie imbibée d'eau de guimauve, et
quelques compresses circulaires composèrent la
première partie du pansement; puis l'extension
forcée et continuelle fut assurée, au moyen d'une
forte attelle, fixée à la partie antérieure du pied
et de la jambe.

A l'aide de ce pansement simple, continué
pendant trois mois, le malade a complettement guéri; il s'est livré de nouveau aux travaux du labourage, et il faut une attention
particulière, pour apercevoir que, dans la progression, cet homme pose le pied blessé d'une
manière plus roide, et le talon de ce côté plus à
plat que l'autre.

Les déplacemens musculaires, que les ossiers,
ou rebouteurs appellent, dans le pays, des veines
croisées et auxquels ils remédient, au hasard,
par des tiraillemens et des massemens douloureux et longs, trouveraient une guérison prompte

sous la main d'un médecin anatomiste, en plaçant dans le relâchement le muscle qu'il supposerait déplacé, et en le comprimant avec légèreté.

La confiance, dit-on, ne se commande pas ; soit ; mais aussi l'aveugle crédulité paye souvent bien cher la confiance qui est mendiée.

OBSERVATION.

Dans les premiers jours de juillet de l'année 1812, le nommé MAUDUIT, de la commune de Talvendes-le-Petit, près Vire, âgé de dix-sept ans, d'une taille leste, et d'une heureuse santé, reconduisait à son domicile une charrette vide, mais lourde, et attelée seulement de deux bœufs.

L'on présume que ce jeune imprudent monta sur le devant de la voiture ; que, ses bœufs agacés par les mouches, au milieu d'une journée brûlante, s'étant emportés dans une côte rapide, il voulut s'élancer par terre ; que retenu dans cet élan par un clou, auquel s'accrocha son pantalon trouvé déchiré, il tomba, et qu'enfin la roue de la charrette lui passa sur la tête.

Vers deux heures de relevée, on trouva dans un chemin, ce malheureux sans connaissance, la tête et la face couvertes de sang et de poussière, à cinquante pas, sa voiture précipitée dans un trou, et les bœufs en danger de périr.

Je ne vis le malade que vers huit heures du soir. La face était gonflée et livide; l'œil gauche, fermé; la bouche légèrement torse à droite. Le malade avait vomi quelques alimens; la respiration était stertoreuse; le pouls était dur et plein; la moitié postérieure de la tête ressemblait à une molière, et n'offrait que des excoriations légères.

Quoique la mort parut imminente, je remplis les devoirs du médecin.

Une incision cruciale, sur la partie la plus tuméfiée, et dans la direction la plus déclive, vers le tiers postérieur du pariétal droit, donna issue à une quantité considérable de sang et liquide et coagulé; elle laissa voir le crâne dénudé dans une grande étendue; mais ne me fit reconnaître aucune fracture.

Un large cataplasme émollient recouvrit toute la tête; une saignée de trois palettes précéda, de deux heures, l'administration de deux grains de tartre stibié dans un verre d'eau tiède qu'on fit boire par cuillerées; le malade fut mis à l'usage de l'eau d'orge, et du bouillon de veau.

Le lendemain matin, j'appris qu'il avait copieusement vomi, et évacué deux fois par bas.

Les urines avaient coulé involontairement. L'état soporeux de la veille persistait ; le pouls continuait à être dur et serré ; la face était plombée, la respiration laborieuse ; une salive écumeuse recouvrait les lèvres livides ; enfin tous les symptômes étaient sinistres.

Le cataplasme était inondé de sang, et j'ôtai encore plusieurs caillots de dessous les lambeaux. Je prescrivis une nouvelle saignée , le même pansement , l'eau d'orge et le bouillon de veau.

Le 3e. jour, même état ; même pansement ; même tisanne et addition d'un grain de tartre stibié à une livre d'eau de veau.

(Ce régime fut long-temps continué ; mais pour abréger , je glisserai sur les détails de traitement.)

Le 5e. jour, les urines, qui jusqu'alors avaient coulé librement et involontairement , se supprimèrent.

Avant de sonder le malade , je fis approcher des parties génitales un vase froid , et au bout de quelques minutes les urines coulèrent. Le malade n'urina plus dans ses draps ; un mouvement de gêne, d'embarras , faisait deviner à la mère les besoins de son fils, et l'approche du vase déterminait l'issue du fluide.

Chaque jour, la gravité des symptômes diminuait ; le 9e. on crut apercevoir que, pour

uriner, ce jeune homme voulait s'agenouiller
dans son lit. A chaque visite, la mère attentive
me citait, avec espérance, quelques gestes, qui
faisaient présager le retour des fonctions intellectuelles.

Mais ce ne fut que le 14e. jour que Mauduit
se réveilla de son long assoupissement. Depuis
lors, un peu de nourriture ramena lentement
les forces, et plus lentement encore l'usage de
la raison. Le malade, à moins qu'on ne lui
parlât, avait l'air endormi, stupide. La paupière de l'œil gauche était sans action, et la
torsion de la bouche toujours la même. La plaie
suppurait; le récolement s'opérait au-delà de
toute attente, et je ne voyais plus le malade
qu'une fois par semaine. Enfin il se levait, il
mangeait beaucoup plus que je ne voulais, et
commençait à sortir à l'aide d'un bras, au milieu
du mois d'août.

A cette époque, les bords de la plaie devin-
rent douloureux, et un dépôt, qui se forma
vers sa partie inférieure, nécessita une incision
d'un pouce. Les suites en furent simples, et
tout rentra dans l'ordre accoutumé; les contractions musculaires reparaissaient à la paupière paralysée, et la torsion de la bouche était
moindre.

Au bout d'un mois, environ, nouveau dépôt

autour de la plaie ; même traitement, même
succès. Mais toujours restait-il , au milieu , un
trou fistuleux , que je croyais dû à une nécrose de la table externe de l'os, dont j'atten-
dais patiemment l'exfoliation.

Nous étions au commencement d'octobre ;
Mauduit était assez fort pour rendre quelques
services sur la ferme ; il s'amusait à gauler des
pommes ; mais il en voyait toujours deux où il
n'y en avait qu'une. J'attribuai à cet exercice,
que je n'avais point approuvé , une pesanteur
de tête plus forte qu'à l'ordinaire, et des étourdissemens , qui , de loin en loin, obligeaient le
malade à s'asseoir. La plaie s'enflamma dere-
chef , et j'ouvris un troisième foyer à la partie
supérieure , vers la bosse pariétale droite , dans
un endroit où aucune incision n'avait encore
été pratiquée ; un point décolé sur la droite de
l'ouverture me la fit prolonger de ce côté, et ce
fut alors que j'aperçus au pariétal , un trou ,
avec perte de substance , assez semblable à celui
qu'aurait produit l'application d'une petite couronne de trépan.

Je tentai avec précaution , mais inutilement,
de reconnaître à l'aide d'un gros stilet bouton-
né, la position de la pièce exfoliée , dans l'intérieur de la boîte osseuse. La pression de ce
corps étranger sur l'organe encéphalique, ex-
pliquait

pliquait la diplopie et les étourdissemens du malade. Il fallait l'extraire. Mais, où était-il ?

La certitude qu'une seconde couronne de trépan serait interdite par les parens, si la première ne réussissait pas, et l'absence des accidens, me firent attendre, pour opérer, que
l'exploration de la sonde indiquât le lieu d'é-
lection.

Nonobstant mes calculs, la cicatrice se fit,
à l'exception d'une petite fistule qui suppurait
à peine. La diplopie n'était pas perpétuelle, les
étourdissemens étaient reculés, et Mauduit passa
tout l'hiver dans cet état.

Plusieurs recherches avaient été infructueuses,
lorsque le 22 avril, à la première introduction
du stylet, je frappai le séquestre.

Le malade fit une lieue à pied pour s'en re-
tourner chez lui, et le surlendemain je l'opérai
de la manière suivante :

Il était assis sur une chaise basse, sa tête ap-
puyée sur un oreiller ferme, que mon honoré
confrère, M. le Harnois, tenait contre sa poitrine. Une couronne de trépan fut appliquée
immédiatement au-dessus de la fistule osseuse,
de manière à obtenir une ouverture prolongée,
qui facilitât l'extraction du corps étranger, dont
j'ignorais l'étendue.

Cette partie de l'opération terminée, je n'aperçus que la dure mère, et aucune pointe osseuse. La membrane fut incisée avec la pointe d'un bistouri ordinaire, et aussitôt mon doigt sentit une des aspérités de la pièce d'os, enfoncée, à plusieurs lignes, dans la substance corticale du cerveau.

J'en fis l'extraction avec une pince à disséquer, sans que le malade éprouvât douleur ou accident quelconque. Après un pansement simple, il retourna seul à son lit, observa, avec peine, la diète, ce jour-là seulement, mangea de la soupe dès le lendemain, et guérit complètement, vers le 30°. jour.

Depuis l'opération, tous les accidens ont cessé. Aujourd'hui, Mauduit est un laboureur robuste; mais il lui est toujours resté quelque chose d'égaré dans les yeux.

Le séquestre, qui fut extrait, est triangulaire; son plus long bord a environ un pouce. Il est formé à ses extrémités de la table interne, et dans son milieu des deux tables de l'os. La portion enlevée par le trépan est rugueuse en dedans, et s'ajuste parfaitement avec une partie de l'os exfolié qui formait évidemment, dans l'état d'intégrité, sa face interne.

Concrétions Lithiques.

J'ai dû comprendre la goutte et le rachitis

dans les endémies du Bocage. L'analogie, que les auteurs ont justement admise entre ces deux maladies, et les calculs de la vessie, porterait à croire que ces concrétions seraient fréquentes dans l'arrondissement de Vire. Ici l'expérience est contraire à la présomption.

Avant mon arrivée dans ce pays, jamais la lithotomie n'y avait été pratiquée; la renommée populaire indiquait seulement un malade, autrefois taillé à Paris; quelques-uns encore avaient pu périr sans opération, victimes de l'ignorance ou de leur pauvreté; mais pendant tout le cours de ma pratique, je n'ai rencontré que sept calculeux, que j'ai opérés par l'appareil latéral, suivant le procédé de frère Côme. Six ont guéri; un seul, qui était étranger, a succombé. Le volume de sa pierre qui remplissait la vessie, ainsi que l'a prouvé l'autopsie cadavérique, s'opposa à l'extraction, et l'opération au haut appareil fut refusée par la famille.

Pour expliquer la rareté des calculs de vessie, comparons la nature de notre sol, la qualité des eaux, le genre de boisson des habitans, et la température atmosphérique, avec ces mêmes phénomènes dans les pays, où les concrétions lithiques sont endémiques.

Notre sol inégal est à base de silice ou d'ar-

gile; on n'y trouve ni terres calcaires ni sé-
lénite.

Les eaux sont, ou de source , et filtrées dans
des rocs soit schisteux, soit granitiques, ou de
rivière , et coulant rapidement sur le sable. Partout elles sont limpides, légères, et n'offrent
point de sédiment.

En Hollande, les eaux sont bourbeuses, et
souvent corrompues ; beaucoup d'enfans sont
scrophuleux, et les calculs vésicaux sont multipliés.

Ce dernier accident est fréquent dans les pays
de plaine, où la boisson ordinaire est l'eau,
tantôt de puits, chargée de carbonate de chaux ;
tantôt de rivière, mais qui coule lentement sur
un sol, soit calcaire,· soit séléniteux, ou enfin
qui stagne dans des mares, et est troublée par
un limon de même nature.

Nos habitans boivent du cidre : il est mêlé ,
en proportions diverses, avec l'eau, et reposé
long-temps dans des tonneaux ; la modicité de
son prix en rend l'usage facile aux pauvres.

Les pays où la bière est commune , sont également exempts de calcul, suivant la remarque d'Haller qui, sur trois cent cinquante dis-
sections, ne trouva que deux calculeux.

En Bourgogne, au contraire , on pratique souvent la lithotomie.

La raison de cette différence existe-t-elle dans les élémens constitutifs du vin ? Je ne le pense pas. La cherté de ce liquide est cause que le vigneron se désaltère avec l'eau ; il est calculeux, parce qu'il la boit sans préparation, imbue des sels ou terres qu'elle a pu dissoudre dans son trajet, ou qu'elle tient en suspension ; tandis que le cidre et la bière, fussent-ils préparés avec une eau impure, devraient, à la fermentation ou au repos seul dans les tonneaux, le dépôt du sédiment nuisible.

Le sol de la plaine de Caen est calcaire ; on se sert, presque partout, d'eau de puits fortement chargée de carbonate de chaux, et le nombre des calculeux est très-petit, parce que le pauvre et le riche, boivent du cidre ou de la bière.

L'habitant de la Lorraine boit de l'eau, et les concrétions vésicales sont communes.

La température froide et humide du Bocage, diminue la transpiration cutanée ; les reins suppléent cette excrétion, et l'abondance [des urines entraîne les sels, ou la matière animale qu'elles peuvent contenir. La disposition contraire doit multiplier les calculs dans les pays chauds.

L'authenticité de ces observations prouverait que la constitution vicieuse, qui, même, prédispose au calcul, a presque toujours besoin d'une cause occasionnelle pour produire son effet. La plus commune est la base terreuse, que les eaux charient en excès, qui, à son passage dans les reins, dans les uretères, ou pendant son séjour dans la vessie, agace les membranes muqueuses, y détermine une phlegmasie chronique, et la secrétion augmentée de leur mucus : d'où résultent l'agglutination et les composés divers, en raison de la nature primitive des terres, et du genre particulier d'acide, dont le développement et ses causes ont, jusqu'à présent, échappé à la sagacité des meilleurs chimistes.

A l'appui de ces vérités, je pourrais ajouter que les calculeux, que j'ai opérés dans l'arrondissement de Vire, étaient tous nés dans la classe ouvrière, même pauvre ; qu'abandonnés à eux-mêmes, ils buvaient souvent de l'eau, et, comme tous les enfans, étaient peu difficiles dans le choix.

Enfin, s'il est vrai que l'acide urique, contenu dans toutes les urines, soit la base la plus ordinaire des calculs dans les autres pays, si au contraire l'analyse chimique n'en démontre pas un atôme dans les concrétions que j'ai extraites, n'aurai-je pas démontré, jusqu'à l'évidence, que la pureté de nos eaux s'oppose à la formation des calculs, et que ceux qu'on rencontre, né sont que consécutifs, et dus à un vice constitutionnel.

OBSERVATION Ire.

MAUBANC, de la commune de Talvende-le-Grand, né de parens sains, mais pauvres, grossièrement nourri, habitant un sol sablonneux, présenta, dès la seconde enfance, et simultanément les signes pathognomoniques du rachitis et du calcul vésical, tête grosse, noueure et courbure des os, dysurie et tiraillement continuel de la verge. A vingt-deux ans, cet être, que la continuité des douleurs avait rendu acariâtre et rabougri, offrait une figure hideuse de grimaces, sur un corps have et décharné ; il fut opéré avec difficulté, à cause du volume et de la friabilité de sa pierre, le 14 avril 1806.

Deux hémorragies, la première, une heure après l'opération, et l'autre le 9e. jour, furent dues à l'indocilité du malade, et s'arrêtèrent spontanément. Quelques gouttes de sang coulèrent encore le 17, et par la plaie et par le conduit naturel, qui ne donna passage aux urines que le 21e. jour.

Le 28, la plaie était presque entièrement cicatrisée, et ce malheureux, dont le caractère aigre n'avait pu être adouci par les soins multipliés qu'il avait reçu, s'échappa de l'hôpital.

Une sonde élastique, qu'il fallut ensuite porter pendant un mois, guérit la fistule urinaire
qui résulta de la déchirure, dans la course va-
gabonde. En peu de temps les forces physiques
se sont développées, et Maubanc a pu exercer
la profession de manœuvre.

Caractères physiques du calcul. Pesanteur
quatre-vingt grammes ; de forme ovoïde, et un
peu applatie ; d'un blanc sale ; surface légèrement inégale, à cause des concrétions imparfaites et rapides ; formé de couches blanches,
opaques, friables ; en quelques endroits des dépôts, plus épais, plus gris, parsemés de petits
grains brillans et de quelques parcelles de couches brisées ; des espaces vides ; puis une masse
de matière en apparence homogène, de plusieurs
lignes d'épaisseur, peu dure, mais point friable, d'un blanc plus mat, blanchissant les étoffes
comme la craie et enchatonnant dans son centre le noyau calculeux, qui était dur, de
la grosseur d'un petit pois, à disque gris et
rayonné.

Pesanteur spécifique du calcul, 1,077.

Caractères chimiques. Le noyau réduit en
poudre, et examiné séparément, n'a présenté à
l'analyse dirigée, sous mes yeux, par les soins

attentionnés de M. Bacon, professeur de chimie médicale à Caen, qu'une matière animale, et de l'oxalate de chaux.

La masse blanche, en apparence homogène, qui enchatonnait le noyau, soumise, à son tour, aux expériences, nous a donné une substance animale plus abondante, puis divers sels dans les proportions suivantes : une plus grande quantité de phosphate de chaux, un peu moins de phosphate ammoniaco-magnésien, et une moindre proportion d'oxalate de chaux.

Dans les couches extérieures, la proportion de phosphate de chaux augmentait, et l'oxalate diminuait.

Ce calcul appartient donc à la dixième espèce de Fourcroi. Maintenant si nous appliquons à sa formation les idées du grand chimiste que nous venons de citer, n'est-il pas permis de trouver la cause du noyau entièrement composé de matière animale et d'oxalate de chaux, dans la décomposition des os par l'acide oxalique surabondant chez les rachitiques, ainsi que l'a prétendu le docteur Bonhomme, d'Avignon ?

La proportion d'oxalate de chaux décroissante du centre à la circonférence, le phosphate calcaire augmentant dans la même raison, n'indiquent-ils pas la diminution de l'acide oxalique avec l'âge. »

La présence du phosphate ammoniaco-magnésien, seulement à quelques lignes loin du noyau, et plus abondante dans quelques couches, n'est-elle pas due au dégagement de l'ammoniaque des urines, qui dut être plus considérable, lorsque le volume du calcul eut excité des douleurs, altéré la santé, et la qualité du liquide excrémentitiel ?

Enfin, si le rachitis a été la cause première de la formation du noyau, les concrétions rapides des couches secondaires, principalement formées de phosphate calcaire, n'expliquent-elles pas, à leur tour, pourquoi le système osseux de MAUBANC n'avait pas atteint, dans sa 18°. année, le développement naturel à un enfant de onze ans, et pourquoi l'accroissement fut si rapide après l'opération ?

OBSERVATION II°.

Le nommé ST-LOUIS, de la ville de Vire, naquit de parens sains, mais fut élevé dans l'extrême misère. Il vivait, surtout, de fruits mauvais, de toute espèce. Dès l'enfance, il éprouva les premiers symptômes du calcul vésical. Des intervalles longs de tranquillité avaient, souvent, succédé à quelques jours de douleurs atroces. Enfin leur continuité et leur violence forcèrent cet enfant décharné, qui néanmoins avait les rudimens d'une constitution robuste, à réclamer lui-même, à l'âge de onze ans, l'opération libératrice. Je la pratiquai dans le mois d'août 1802, avec facilité et un succès tel, que la réunion de la plaie s'étant faite par première intention, le petit malade se promenait, le 9e. jour, dans les cours de l'hôpital.

Caractères physiques du calcul. Pesanteur, vingt-quatre grammes, de forme ovoïde, plus gros à une extrémité, blanchâtre et couvert de tubercules mamelonés dans les deux tiers de la surface, plus lisse et jaunâtre dans l'autre tiers.

Difficile à scier, odeur terreuse, offrant à l'intérieur une surface polie de couleur gris-jaune, imitant assez les nœuds d'un morceau de racine de buis, sans couches régulièrement superposées, ayant plutôt l'apparence de divers noyaux primitifs, secondairement agglomérés, tantôt séparés par un vide, tantôt réunis au moyen d'une concrétion blanchâtre, moins dure que le reste, craieuse, et formant sans mélange le tiers du calcul qui correspondait à sa surface la plus éminemment mamelonée. Dans sa cassure, il laissait apercevoir plusieurs parcelles brillantes.

Caractères chimiques. Les divers noyaux réduits en poudre, calcinés, et soumis à différentes expériences nous ont paru composés d'oxalate de chaux, en plus, et de matière animale; la partie blanche et craieuse examinée à part, n'était qu'une réunion de phosphate calcaire, et de substance animale.

OBSERVATION III.

Le fils BRETON, de la ville de Vire, nourri dans une honnête médiocrité, était issu d'une mère, qui succomba de bonne heure à une maladie chronique, sur laquelle il m'est impossible de donner aucun détail. Je sais seulement que ses urines reposées offraient, à la surface, l'apparence d'une graisse liquide.

L'enfant était faible, d'un tempérament lymphatique. Depuis long-temps il éprouvait les signes indicateurs d'une concrétion vésicale; il fut opéré, avec succès, à l'âge de neuf ans.

Caractères physiques du calcul. La forme et la grosseur d'une mûre, blanchâtre, parsemé d'aspérités pointues, assez facile à scier, odeur fade; au centre, un noyau plus rougeâtre, plus dur, de la grosseur d'une lentille, recouvert excentriquement de couches striées et grisâtres ; enfin, une couche extérieure d'une demi-ligne d'épaisseur, blanche, plus molle que le reste du calcul, seulement posée sur et entre les aspérités qui prenaient naissance de la portion sous-jacente.

Caractères chimiques. Le noyau et ses couches excentriques n'ont donné qu'une matière animale, et de l'oxalate de chaux ; la couche superficielle était exclusivement composée de phosphate calcaire et de matière animale. Cette disposition fait soupçonner que le calcul de cet enfant opéré plus tard, eût offert les mêmes phénomènes que celui de Maubanc, et eût supporté les mêmes explications.

———

Les trois autres calculeux, que j'ai guéris, appartenaient à l'arrondissement de Mortain, si semblable à la partie sud du canton de Vire.

Une des concrétions, de nature murale, est restée entre les mains de l'enfant, de la ville de Mortain, auquel elle fut extraite.

La pierre ôtée le 8 octobre 1806, à un enfant âgé de 9 ans, de la commune de Sourde-

val, était de la grosseur d'une forte olive, extrêmement friable, d'un gris cendré, poreuse,
et imitant assez un morceau desséché de la substance spongieuse des os. Elle n'avait point de
noyau distinct.

L'analyse chimique n'a pu y découvrir que
du phosphate de chaux, et une proportion grande
de substance animale.

Une autre pierre extraite, dans le mois de
juin de la même année, à une fille de Roma-
gny, âgée de 8 ans, offre une identité parfaite
de structure; mais elle renferme un noyau plus
dur.

Calculs salivaires.

Quoique plusieurs auteurs fassent mention des
concrétions de cette nature, leur rareté justifie
encore la citation de l'exemple suivant.

M. HAYE, de la commune de Beaumenil, se
promenait dans un de ses champs. Par une distraction habituelle au laboureur, il met dans sa
bouche quelques grains de blé; une des barbes
le picote sous la langue; il tente inutilement de
l'extraire.

Tantôt cette légère incommodité est agaçante;
tantôt elle est oubliée; enfin, au bout d'un an,
et plus peut-être, le malade réclame mes soins.

Il n'y avait sous la langue ni grenouillette,

ni gonflement ; mais un petit point plus douloureux et noirâtre, vers l'orifice du conduit salivaire de Warthon, me fit soupçonner la présence
du corps étranger. J'essayai de l'enlever avec la
pointe d'un bistouri ; au lieu d'une barbe de blé,
j'amenai un petit calcul de la forme, et de la
grosseur, environ, de l'osselet de l'ouie, nommé
le marteau. Une nouvelle aspérité, sensible au
tact, me fit reporter l'instrument, et j'ôtai successivement deux autres concrétions de même
volume.

L'irritation du conduit excréteur, son gonflement, le cours interrompu de la salive expliquent
la formation du calcul : dira-t-on pourquoi cette
légère opération, qui n'occasionna pas la moindre
douleur, fut suivie, dès le lendemain, d'une
angine gutturale très-grave ?

J'en attribuai, dans le temps, la cause à une
prédisposition du malade ; mais rapprochons ce
phénomène pathologique de celui d'une hydropisie du conduit salivaire de Stenon, déjà citée
dans le cours de cet ouvrage, et également compliquée d'angine, dès que j'eus traversé la tumeur avec un séton. Alors nous serons forcés
de reconnaître, pour causes sympathiques de ces
phlegmasies, la continuité des muqueuses bucale
et pharingienne, l'identité de tissu et de fonction
de ces membranes.

FIN

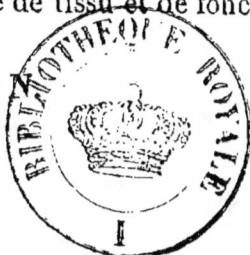

BIBLIOTHEQUE ROYALE

TABLE DES MATIÈRES.

TABLE.

TABLE.

TABLE.

TABLE.

TABLE.

TABLE.

ERRATA.

Pag. 5 , lig. 7 ,	quelque points, *lisez :*	quelques points.
23 ,	12 , *loca plena,*	*loca plana.*
34 ,	18 , orverts ,	orvets.
35 ,	17 , leur progrès ,	leurs progrès.
ib. ,	23 , ammoniac ,	ammoniaque.
43 ,	9 et 10 , leur ,	leurs.
92 ,	11 , antiplogistiques ,	antiphlogistiques.
134 ,	11 , vingt-un ans ,	vingt et un an.
162 ,	1 , d'évacutions ,	d'évacuations.
ib. ,	16 , me fait ,	me font.
170 ,	8 , démiques ,	endémiques.
180 ,	9 , desquammation ,	desquamation.
208 ,	26 , leur forces ,	leurs forces.
289 ,	28 , péristallique ,	péristaltique.

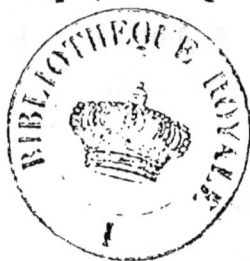

BIBLIOTHÈQUE ROYALE

www.ingramcontent.com/pod-product-compliance
Lightning Source LLC
Chambersburg PA
CBHW061124220326
41599CB00024B/4164